Posturas de yoga
em duplas

SANDRO BOSCO

Posturas de yoga
em duplas

A importância do toque para a consciência corporal

As posturas, orientações e sugestões contidas neste livro são baseadas na experiência do autor como professor de yoga e não substituem a necessidade de acompanhamento médico para a prática de yoga e nem para os sintomas descritos. As questões relacionadas à saúde requerem supervisão médica. Nem o autor nem o editor podem ser responsabilizados por danos relacionados ao uso indevido das informações e orientações deste livro.

© 2017 – Sandro Bosco
Direitos em língua portuguesa para o Brasil:
Matrix Editora
www.matrixeditora.com.br

Diretor editorial Paulo Tadeu

Capa e projeto gráfico Monique Schenkels

Revisão Silvia Parollo

Fotos Edson Kumasaka

Este livro foi realizado com o apoio da Curadoria de Conhecimento –
Roberto Straub – www.orbitas.com.br e revisão do conteúdo por Fher Elmôr.

CIP-BRASIL - CATALOGAÇÃO NA PUBLICAÇÃO
SINDICATO NACIONAL DOS EDITORES DE LIVROS, RJ

Bosco, Sandro

Posturas de yoga em duplas/Sandro Bosco. - 1. ed. - São Paulo: Matrix, 2017.

224 p.: il. ; 23 cm.

Inclui bibliografia e índice

ISBN: 978-85-823-0305-4

1. Yoga. 2. Exercícios físicos. I. Título.

17-39043

CDD: 181.45

CDU: 1 (5)

Agradecimentos

Minha total gratidão e reconhecimento ao intenso trabalho e competência das queridas professoras de yoga Cássia Saito e Carolina Seabra.

Este livro não seria possível sem o esforço que elas dedicaram à pesquisa dos asanas.

Agradeço também a participação nas fotos do livro.

Ao Roberto Straub, pela sua valiosa curadoria de conhecimento, que me ajudou com seu cuidadoso trabalho para que eu extraísse o melhor do conteúdo para este livro. À Fher Elmôr, pela revisão do conteúdo do livro. À Maria Júlia Paes da Silva, pela riqueza que trouxe com seu prefácio. À Leila Turgante, pela maquiagem na sessão de fotos. À Suely Straub Cárceles, pelo *making of* e apoio.

Aos meus mestres que, através dos yogasanas e da meditação, transformaram minha vida em algo mais grandioso.

Agradeço também aos queridos alunos, que me mostraram que é possível aprender ensinando.

Sumário

PREFÁCIO - O seu olhar melhora o meu 9

INTRODUÇÃO 13

CAPÍTULO 1
Yogasanas 15
Por que praticar em duplas? 17
Acessórios e alinhamento 22
O toque 24

CAPÍTULO 2
Olhar e enxergar 27
Atitude e confiança 29
Resistências 31
Diálogo 34

CAPÍTULO 3
Consciência vital 37
Dor e sofrimento 39
Respiração 42
Espiritualidade 43

CAPÍTULO 4
Recomendações e advertências antes de praticar 49
Mapa visual dos pontos anatômicos 52
Asanas em duplas 54

CAPÍTULO 5
Indicações terapêuticas 155
Indicações dos asanas terapêuticos 156

EPÍLOGO - Yoga em duplas como meditação 215

Índice remissivo dos asanas (posturas) 217

Índice remissivo de sintomas com indicações
de asanas terapêuticos 220

Referências bibliográficas 222

PREFÁCIO

O seu olhar melhora o meu

O seu olhar lá fora
O seu olhar no céu
O seu olhar demora
O seu olhar no meu
Seu olhar melhora
Melhora o meu

Arnaldo Antunes | O seu olhar

Na interação face a face, os códigos de comunicação são audíveis e também visíveis e sensíveis. Nós nos comunicamos não só com a linguagem, constituída de sons emitidos pelo aparelho fonador, mas com o corpo todo, isto é, com elementos não verbais.

Na conversa usual, o olhar, o tom de voz e o jeito de falar, aliados aos gestos e posturas corporais, são muito importantes para dar sentido às palavras que estão sendo ditas. Se mudarmos a expressão facial, o tom de voz ou o gesto, a mesma frase ganha um significado bem diferente.

Ignorar (conscientemente) essa dimensão não verbal é reduzir a qualidade e a clareza das relações. Quanto menor a dissociação entre a fala e a expressão não verbal, mais integrada a pessoa estará no aqui e agora, mais "inteira" é sua presença e compreensão.

Muitas vezes, tomar consciência é transmitir em palavras o que nós já sabíamos, o que já havíamos visto ou estamos vendo, mas não sabíamos que estávamos vendo. Percebemos o mundo pelo corpo! Vale lembrar que não é o cérebro que origina a percepção, é o corpo.

Como enfermeira e docente de Enfermagem por décadas, ficou clara a importância da comunicação não verbal. Entre as dimensões do não verbal estão o toque e todas as características que o envolvem: pressão exercida, local que se toca, duração do contato, frequência, idade e sexo dos envolvidos, contexto em que se apresenta, entre outras.

O contato físico não é um acontecimento emocional, mas seus elementos sensoriais provocam alterações neurais, glandulares, musculares e mentais, que chamamos de emoções. Por isso, muitas vezes, o tato não é sentido como sensação, mas sim como emoção.

A vida vibra em cada célula, o que é incrível! Cada célula precisa pegar, processar e largar coisas (metabolismo) que a excitam. Excitar-se para viver. Para ser vida, precisa de afetos: ser afetada e afetar. Como afirmou Nietzsche, "Corpo é a porção da vida que trago em mim".

Tocar o outro é afetá-lo e ser afetado. Na área de saúde, classificamos o toque em instrumental e afetivo ou expressivo. O toque instrumental é o contato físico deliberado, necessário para o desenvolvimento de uma tarefa específica (por exemplo, verificar os sinais vitais, injetar uma medicação); o toque afetivo ou expressivo é o contato relativamente espontâneo, não necessariamente relacionado a uma tarefa específica e com a finalidade de demonstrar carinho, empatia, apoio e segurança*.

O bom profissional de saúde é aquele que consegue aliar o toque instrumental ao toque afetivo, demonstrando ir além da ação técnica, focando o cuidado na atenção ao cliente como um todo. É fundamental recordar que o desafio desse "aliar" o toque instrumental ao afetivo é a coerência dos movimentos, gestos, expressões faciais e palavras do profissional que demonstram ao outro a intenção do terapeuta: respeitá-lo e dignificá-lo no seu todo, nas suas diversas dimensões.

Todo gesto ou expressão facial é uma exteriorização de necessidade, estímulo, intenção ou emoção que nasce no corpo. Quando buscamos o significado de "atitude", vemos que é a posição, o jeito, a postura, o modo de proceder, a reação ou maneira de ser em relação a determinada situação, pessoa ou objeto. Atitude, portanto, exige corpo, ou seja, eu demonstro minha posição ou reação diante de algo com meu corpo. Fica expresso, para qualquer bom observador, o valor que dou a algo, o que também pode ser chamado de ética, pela forma como meu corpo se comporta, se movimenta, se posta. Por exemplo, se respeito para mim é um valor ético, o ancoro com atitudes e comportamentos que expressam respeito: olhar, escuta, postura inclusiva, entre outros.

Este livro reflete muito sobre a comunicação pelo toque e os cuidados que isso envolve. Expõe a comunicação que não ocorre necessariamente pela fala, mas sim pelas vias da escuta, do olhar e, claro, do toque. Espera-se

---

*Silva MJP. 2014. *Comunicação tem remédio – a comunicação nas relações interpessoais em saúde*. 10ª edição. São Paulo: Editora Loyola.

que um praticante de yoga ganhe um mínimo de liberdade ou se livre de um mínimo de preconceitos para perceber que onde quer que o ser humano fixe o olhar atento, aí começa a haver mudança. A nossa atenção é inerentemente criativa e talvez só ela seja.

O cérebro humano foi feito para ver e mover. Mover-se com alguém, em sincronia, implica "envolver-se" com o outro (diferente), treinando respeito, limites, atenção e intenção.

Como o Sandro tão bem recorda ao longo do livro, "reconhecer o corpo, sua energia vital, favorecendo a consciência de que cada movimento, gesto e postura exigem uma decisão que resulta em uma construção bastante complexa". Complexa sim, caro Sandro, mas também encantadora! Afinal, é nas pequenas decisões que se constrói o dia a dia, que resulta na qualidade da nossa vida. É na consciência do presente que alinhamos nossos sonhos e percebemos a liberdade que nos dá a disciplina do ancorar os contatos "com tato".

Recuperar os gestos e as posturas é se apropriar do mundo, da presença e perceber os "afetamentos" (o quanto e o que me afeta e o quanto e o que afeto).

Quer qualificar a vida? Qualifique a ação! Isso qualifica o mundo. Obrigada, Sandro, por nos recordar dessa incrível e surpreendente verdade!

(...) Atrás do pensamento não há palavras: é-se. Minha pintura não tem palavras: fica atrás do pensamento. Nesse terreno do é-se sou puro êxtase cristalino. É-se. Sou-me. Tu te és. (...)

Clarice Lispector | Água viva

Maria Júlia Paes da Silva
Professora titular pela Escola de Enfermagem da USP
Doutora em Comunicação Interpessoal pela USP
Pesquisadora 1A pelo CNPq

INTRODUÇÃO

Desde criança, sempre me interessei pelo trabalho corporal. Primeiro foram alguns esportes, como futebol, natação, ginástica olímpica, e quando jovem me interessei pelo yoga, massagem, shiatsu e comecei, inclusive, a oferecer essas técnicas como trabalho. Participei de vários cursos na época chamados de *Sensitive Trainning*, massagem *Deep Tissue* e de outros recém-chegados da Califórnia (Estados Unidos), onde morei durante dois anos, e que fazem parte deste meu currículo de experiências.

Aos 18 anos, quando praticava e dava aulas de Hatha Yoga em São Paulo, uma amiga, que também era aluna, me convidou para fazer aulas de expressão corporal com ela. As aulas eram magníficas, baseadas no trabalho da coreógrafa húngara Maria Duschenes (1922/2014).

Comparando às aulas de yoga que eu frequentava, havia algo que me fazia muito bem naquele ambiente. Logo me identifiquei com o contato físico com o outro em vários exercícios, nas dinâmicas de aquecimento e com a interação com o grupo.

Eu sentia falta dessa troca de toques no yoga, pois as posturas na época eram sempre dirigidas para serem feitas sozinhas e com os olhos fechados. Além dessa sensação de isolamento, as professoras de yoga das aulas em grupo passavam a maior parte do tempo também com os olhos fechados e isso, acredito, não despertava nelas o interesse em corrigir o aluno na postura e afastava a necessidade que tinha de ser enxergado e tocado. Algo em mim intuía que isso podia mudar.

Algumas décadas se passaram até eu conhecer pessoalmente, na Índia, o mestre B.K.S. Iyengar (1918/2014). Ali encontrei, não só um manancial inesgotável de descobertas internas em cada postura, graças ao alinhamento preciso que ele orientava, mas uma mudança radical de atitude e técnica em seu método; era preciso ficar com os olhos abertos durante 90% do tempo da aula. Foi uma renovação espetacular fazer contato visual com o meu próprio corpo e os dos outros. Mais tarde, tudo isso se intensificou quando entrei em contato com as posturas feitas em duplas – é quando uma pessoa segura, dá apoio, puxa e estica o corpo da outra.

Aí o Hatha Yoga fez mais sentido! Finalmente foi consolidada para mim a importância de poder observar e assim aprender com os movimentos do professor e dos colegas em sala de aula.

Há muita troca em um toque! Desde um aperto de mão, até em um abraço.

É natural não ter vontade de abraçar todas as pessoas, mas, em compensação, há algumas que você não consegue não abraçar. Isso porque o toque é uma forma sensível de perceber o outro que não valorizamos tanto quanto deveríamos, em uma sociedade que inibe e evita a aproximação física. Basta reconhecer que quando você cumprimenta alguém apertando a mão, já pode ser o suficiente para criar ou não empatia.

As mãos são áreas sensíveis, o que leva a perceber as texturas, temperatura, superfícies perigosas ou confortáveis. Abrir-se para os sentidos e saber explorá-los para perceber o mundo me parece essencial. Afinal, a mente é alimentada pelos cinco sentidos e nosso mundo interno é alimentado pelo externo.

Hoje estamos habituados a analisar um alimento pelo que está descrito na embalagem e não pelo cheiro ou textura. Aquilo que antes estava na árvore ou no chão agora é um produto industrializado e bem embalado, sem poder tocar diretamente.

Quando jovem, eu aplicava massagem e shiatsu profissionalmente. Muitas vezes eu estava cansado no início, mas com o ânimo totalmente recarregado no final. Desde então pude perceber quanto o toque é fundamental para a troca de energia.

Este livro é um alerta aos que esqueceram a importância do toque. Não acreditar ou não ser atraído por esse assunto é um sinal de que você está distante do seu próprio corpo. Receba este meu convite às várias formas de reconexões que o yoga pode proporcionar.

CAPÍTULO 1

Yogasanas

As posturas do yoga têm uma plasticidade única! São centenas, e exploram o corpo em todas as suas possibilidades de movimento como nenhum outro sistema de trabalho corporal até hoje apresentou.

Várias referências dessas posturas foram encontradas na Índia, em esculturas de pedra e bronze, sendo que algumas têm mais de 6.000 anos. Elas trazem benefícios para os diversos níveis de existência: corporal, mental, emocional e espiritual.

Dentro da visão dos antigos sábios, esses níveis são como fatias de uma mesma peça, interligadas todo o tempo e enquanto houver *prana* presente. *Prana* é a bioenergia que um dia – no momento do seu nascimento – unificou essas camadas, tornando-as funcionais e interligadas, e um dia as desatará como quem desata um nó – no momento de sua morte.

O yoga, como um todo, é uma maneira técnica e segura de conhecer gradativamente que existe mais energia internamente do que a que você utiliza para viver. Para isso, vale a definição:

Yoga é voltar-se para dentro.

Para explicar melhor, é o exercício técnico de trazer seus cinco sentidos e seus órgãos de percepção para conhecer esse universo interior. Olhar, escutar e sentir de fora para dentro.

Quando o yoga funciona como uma conexão frequente para o que está além do nosso comando, temos a sensação de nossa grandeza interior.

A prática das posturas de Hatha Yoga exige concentração com esforço e entrega, em posições que foram repetidas inúmeras vezes nos nossos primeiros anos de vida.

Vamos lembrar que nos primeiros meses após o nascimento, quando ainda permanecemos deitados de costas, geramos inúmeros movimentos de braços e pernas para ganhar mobilidade e habilidade para um dia conseguirmos deitar de bruços. Ao chegar à fase da posição de bruços, nos comparamos aos répteis ao aprender a rastejar ainda com o ventre e peito muito próximos do chão.

Depois de uma longa e imensa jornada de tentativas sucessivas, engatinhamos como quadrúpedes e mamíferos e novamente exploramos ao máximo esse novo universo até que um dia, com incansável esforço, ficamos de pé como bípedes, primatas e humanos.

A fase até os 3 anos de idade é o período em que mais crescemos na vida, e em que estreamos em um grande número de experiências psiconeuromusculares. Essas experiências, enriquecidas pelo ambiente externo de pessoas e do espaço ao redor, formam um repertório de referências mentais, emocionais e físicas para toda a vida.

Você vai ver neste livro os movimentos que realizamos deitados, sentados e em pé. A prática regular do yoga vai provocar uma revisitação das memórias de desafios e conquistas que fazem parte da nossa primeira incursão no mundo externo e interno. É como uma volta ao passado, mas desta vez com a motivação de um praticante e explorador, dentro de um corpo e uma mente jovem ou adulta. E o que antes, quando ainda bebê, foi impulsionado por padrões bem básicos de instintividade e sobrevivência, agora, pelo yoga, recebe interferências e é mais elaborado.

Quando bem orientada, a prática de yoga nos aproxima devagar disso tudo à medida que vai dissolvendo entraves na nossa memória muscular que, muitas vezes, carregam um passado dolorido e cheio de contrações que limitam a vida. O yoga permite o acesso a novas experiências e novos níveis de energia. Se você explorar a permanência em cada uma das posturas com a respiração livre, isto é, não autodirigida, a qualidade dessa atividade será ainda mais intensa e transformadora.

Para você visualizar melhor como isso ocorre em nossa vida e como o corpo absorve, vou citar como exemplo o que narra o navegador brasileiro Amyr Klink em seu livro *Cem dias entre céu e mar*. Ele conta como foi sua travessia a remo da África até o Brasil, sendo que precisou mergulhar algumas vezes em alto-mar com máscara e nadadeira para raspar as "cracas marítimas" que estavam grudadas no casco do seu bote, o que exigia muito esforço para remar e navegar.

Gosto da analogia com essa passagem do livro e da comparação com os "crustáceos" que grudam no nosso corpo atrasando nossa jornada. São hábitos, medos, comportamentos automatizados carregados por toda uma vida.

A prática do yoga vai retirando esses "crustáceos" que funcionam como resistências do corpo à mente e da mente ao corpo. Esse corpo que não só é nosso veículo no mundo, mas também nosso meio de comunicação e fonte de expressão verbal, visual e gestual.

Na minha prática constatei como isso funciona, pois tinha várias opiniões sobre minha saúde e estado físico que, com o tempo, comprovaram ser apenas opiniões sem valor que navegavam de graça grudadas no meu corpo e mente sem corresponderem a uma verdade. Elas foram se soltando e afundando oceano adentro à medida que as posturas de yoga foram amolecendo hábitos e desgrudando-os de mim. Nesse processo de antigos hábitos se desvanecendo, me vi livre de medos e resistências internas que, em tantos casos, me impediam até de fazer posturas arrojadas por considerá-las perigosas ou achar que nunca conseguiria realizá-las a contento.

Os asanas nos levam a lugares desconhecidos e inseguros dentro do corpo e da mente e isso é um lado supersaudável do processo de se autoconhecer. Eles nos fazem mergulhar muitas vezes nesses oceanos desconhecidos dentro de nós mesmos.

Quando praticamos yoga em duplas, esse tipo de experiência é potencializado porque chegamos a um lugar, tanto no corpo quanto na mente, de maior intensidade, sendo que precisaríamos de muito mais tempo para chegar sozinhos.

Por que praticar em duplas?

O Hatha Yoga, como mencionado na introdução, foi sempre marcado e circunscrito pela prática individual. Contudo, na década de 1970, no Brasil e em outros países, alguns professores publicaram fotos deles mesmos em cima das costas de alunos, em pé sobre as pernas etc. Era algo que cabia fazer em alguns poucos asanas, em que o critério era, na maior parte das vezes, intensificar uma flexão ou abertura de articulações – por exemplo, com o peso de um corpo sobre outro. Isso me parecia uma tentativa de substituir o que uma anilha de halteres, com suas diferentes medidas, até faria melhor ou com mais precisão e menos risco.

Nos anos 1990 começaram a surgir professores criando "o yoga a dois", "partner yoga", que tinha um apelo inovador trazendo a quebra desse isolamento que citei anteriormente. Mas essa modalidade não parecia visar aprofundamento do ponto de vista terapêutico e de autoconhecimento.

A prática em duplas proposta neste livro potencializa o aprendizado nos diversos níveis que serão abordados. Muitos limites antes percebidos individualmente se alteram pela intervenção, suporte e interação direta de outro praticante. Limites como "consigo ou não fazer?".

O yoga atrai muitas pessoas que, apesar de não terem o hábito da prática de uma atividade esportiva e não terem gosto por atividades ao ar livre, buscam algo que possa lhes trazer bem-estar e mobilidade física. Se você está entre esses praticantes, não se intimide ao ver as fotos do livro. Nessa situação, é comum você selecionar *a priori* o que "acha que consegue fazer" e o que "acha que não consegue fazer". Experimente e se surpreenderá ao constatar que poderia ter iniciado antes.

Uma história conta que um sujeito passou muito tempo rezando para a providência divina para que ganhasse na loteria, e que um dia ouviu uma voz dos céus dizendo: "Pelo menos compre o bilhete".

Então, compre seu bilhete: pratique!

Gosto de usar a palavra experimentar no lugar da palavra tentar. Isso porque oferecemos muitos recursos, e quando você for tentar acabará fazendo de modo satisfatório e tirando daí uma boa experiência. Para justificar, peço para que você observe que em boa parte das fotos utilizamos acessórios, como cintos, cadeiras e cobertores, que servem para adaptar seu corpo à postura. Outro aspecto a seu favor é o colega da dupla que estará com você observando, apoiando e dando direção aos seus movimentos e criando uma condição muito favorável de "nós conseguimos fazer!", em vez de "nós não conseguimos fazer!".

A seguir, vamos abordar outros limites autoimpostos. Por exemplo, as noções de *certo* e *errado*.

Praticantes com menos experiência podem criar um obstáculo durante a prática com o excesso de preocupação pela noção de *certo* e *errado*.

Baseadas nos exercícios do livro *Posturas restauradoras de yoga*, algumas pessoas me escreveram ou perguntavam pessoalmente: "Ah! E se eu, ao praticar, fizer errado?".

Brinquei muitas vezes assim: "Ah! E se você, ao praticar, fizer certo?".

Lembre-se sempre: "fazer" se aproxima mais da possibilidade de acertar do que "não fazer".

A noção do "fazer certo" deve estar atrelada e nutrida por prestar atenção no momento da execução em si, no seu próprio corpo, nas ações internas que geram alinhamento e que vêm dos movimentos dos membros – pernas, braços, mãos e pés. O "fazer certo" está em observar o corpo e manter a ação muscular que deixa o corpo firme e cria espaço interno.

Na maior parte dos asanas em dupla deste livro, não fazê-los pode trazer piores consequências do que fazê-los. Yoga é ação, como explicarei melhor no subtítulo Espiritualidade (Capítulo 3). A consequência de não fazê-los é não se dar a oportunidade de aprender e assim nunca obter seus benefícios.

Não seja como uma pessoa muito rica que, tendo toda sua fortuna guardada no cofre, passa a vida sofrendo necessidades porque nunca gastou nada desse dinheiro com medo de gastar errado.

Recordo que no meu livro de posturas restauradoras ressaltei que você tem dois mestres dentro de você para orientá-lo: discernimento e bom senso.

Neste livro você terá esses dois guias multiplicados por dois: os seus e os do seu colega de prática. Além disso, você tem em mãos um livro detalhado e ilustrado, com advertências, indicações terapêuticas e referências sobre o grau de dificuldade de cada postura.

Outro limite frequente é a noção de "prática ideal".

A palavra ideal vem do latim *idealis*, que quer dizer conteúdo, aquilo que existe numa ideia. Nunca teremos as circunstâncias ideais porque essa noção vem de uma mera ideia.

Se você está esperando o momento ideal para começar a prática ideal, saiba que esse momento talvez já tenha passado. Então, a prática ideal, se você tem um parceiro disposto, é agora!

Vejo o yoga como uma jornada. No budismo, se diz que "a vida é uma jornada", e para mim a jornada do yoga está dentro da vida. As jornadas são dinâmicas, têm movimento. Para isso é preciso caminhar, se aventurar. A natureza é abundante e por isso acredito que temos as mesmas possibilidades tanto de adoecer quanto de nos curar, de permitir que a saúde retorne para o corpo e para a mente. Mas isso envolve ação. O filósofo Mario Cortella conta que sempre dizia para seus filhos que a vaca não dá leite, nós é que precisamos tirar.

Desfrute dessa riqueza que o yoga oferece. O que você vai sentir hoje em uma postura em dupla não será a mesma coisa amanhã. Com um grau mais refinado de percepção, descobrirá que, mesmo repetindo a mesma postura daqui a dez minutos, ela já será outra. Será outra no sentido de que você perceberá e registrará de maneira diferente. Como diz a canção popular, "Tudo que se vê não é igual ao que a gente viu há um segundo". Por isso, se a noção do ideal gruda na noção do perfeito, ela se torna uma utopia.

O ideal é a boa atitude que você pode trazer para começar a sua prática.

Pela explicação dos antigos sábios yogues, a natureza é formada por três qualidades: *rajas, tamas* e *sattwa.* São qualidades tanto da matéria quanto da energia. Encontram-se lá fora, no mundo, e dentro de nós. Tudo que existe está transitoriamente dentro de uma dessas três dimensões.

Rajas – atividade, ação, dia, movimento

Tamas – inércia, noite, pausa

Sattwa – equilíbrio, luminosidade, harmonia, estabilidade

Seus extremos não são difíceis de imaginar, como, por um lado, a afobação, agitação, ansiedade e, por outro, o desânimo, melancolia e depressão.

Frequentemente praticamos para quebrar a inércia do *tamas*, que é um esforço às vezes grande e mais demorado.

Quando praticamos em dupla, o outro nos dá um imenso apoio para quebrar essa inércia ao estimular nosso trânsito interno pelo *rajas*, que é nosso poder de dinamizar a energia de um estado latente para um estado dinâmico. O resultado disso é que provavelmente nesses dias viveremos mais momentos de paz, harmonia e estabilidade: *sattwa*.

Isso é de inestimável valor!

Lembre-se: vida é movimento. Energia é como a água: quando parada, estraga. O que você faz para despoluir e purificar um rio? Coloque seu curso em movimento!

Quando dissermos asanas neste livro, estaremos falando mais do que movimentos meramente externos e visíveis. Estaremos frisando, e muito, o movimento interno de energia ao praticar uma postura.

Há três situações em que recomendo praticar yogasanas em duplas:

– Para alunos que querem praticar e deixar o corpo sadio e a mente tranquila.

– Para alunos que buscam uma prática complementar para um problema de saúde ou outra finalidade pessoal específica.

– Para grupos de alunos que vão se tornar professores.

Outra necessidade básica recomendada é que nos asanas em dupla os dois sejam praticantes de yoga. Isso faz com que a atividade seja balanceada pela experiência e interesse dos dois praticantes, o que a torna necessariamente dinâmica e autorrenovável.

Em alguns casos terapêuticos, como uma dor lombar aguda – e inúmeras outras situações do gênero –, a ajuda de outro praticante pode ser fundamental, única e até imprescindível.

Considere sempre que cada um de nós tem resistência e um limite para a dor, cerceados pelas sensações de desconforto que muitas vezes são erroneamente encaradas como dor. Essas resistências vêm do desconhecimento dos limites saudáveis, o que não permite ir além do habitual e poder com isso trazer benefícios de maior qualidade às posturas.

As duplas são um caminho bem eficiente para você aprender a encarar que desconforto não é igual à dor. Claro que a dor é um guia interno para saber se estamos fazendo algo errado. Mas essa dor, que chamo de negativa, é mais comum quando é de articulação, envolvendo nervos, de um lugar previamente lesado, ou de alguma patologia anterior à prática. Ela ocorre no momento da prática e é um aviso rápido do corpo dizendo que ali está faltando espaço e firmeza.

A dor que chamo de positiva é aquela que ocorre geralmente entre os iniciantes, que a percebem facilmente como dor, mas que se resume, na maioria das vezes, a um alongamento muscular necessário das partes que se atrofiaram. Essa dor é positiva porque é sadia e rejuvenescedora. Outra dor positiva é aquela que ocorre em uma área enrijecida por tensão crônica ou má postura. É fundamental, ao longo do tempo, aprender a discernir entre esses tipos de dor. Você vai saber mais no subtítulo Dor e sofrimento (Capítulo 3).

Nessa via de obstáculos, as posturas em dupla abrem grandes possibilidades para você se aprofundar mais e mais no yoga. Essa profundidade é diretamente proporcional à qualidade e quantidade de benefícios.

Quando se pratica em dupla, você sente o corpo interno profundamente a partir do ambiente externo. Esse meio externo começa pela sua pele, que sabemos ser o maior órgão do corpo. Na técnica de duplas, a pele é extremamente valorizada pela qualidade de informações que oferece. Por isso, respeitando as culturas de cada lugar, bem como a temperatura ambiente do local de prática, o contato das mãos com a pele, dentro do possível, é ainda melhor e muito recomendado. Não é nenhum problema que o toque seja feito sobre a roupa, mas sabemos que a pele é viva e tem terminações aguçadas de tato que orientam as nuances do "tocar". Veja mais sobre o assunto no subtítulo O toque, neste capítulo.

Nosso corpo funciona por sistemas de informações para nos atualizar e ambientar dia a dia, minuto a minuto, segundo a segundo. Profissionais de saúde e nós, professores de atividades físicas, sabemos que existem duas atividades nervosas complementares: os nervos aferentes e os eferentes. Aferente vem do verbo aferir; os nervos levam as informações que recebemos e percebemos de fora para o nosso cérebro. Em oposição, os nervos eferentes enviam informações do cérebro para partes do corpo. Se algum objeto nos machuca ou queima, os aferentes enviam essa mensagem para o cérebro; em resposta, os eferentes enviam para o corpo a mensagem em forma de dor.

Os antigos sábios do yoga trouxeram para nós a descrição de um corpo energético formado por milhões de *nadis* – canais de energia. Uma parte desses *nadis* é classificada como *jnana nadis* e, a outra, *karma nadis*.

Jnana significa conhecimento, enquanto *karma* significa ação. Assim, para os yogues, a informação no corpo é levada da periferia para o centro pelos *jnana nadis* e trazida de volta como comando pelos *karma nadis*.

Em asanas de equilíbrio, por exemplo, o desnível do chão deve ser para os pés a informação que vem de fora para dentro. E o como equilibrar-se será o comando de dentro para fora para que o corpo não caia, para preservar-se de um acidente ou lesão.

A partir desse entendimento, temos mais um bom motivo para estar sempre descalços e, como orientei antes, estar dentro do viável em contato com a pele do outro.

Aproveite o momento exato da prática para apropriar-se das sensações que a execução em dupla oferece. Observe essas constantes ondas de informação que você recebe de fora e que seguem para dentro, e as ondas de informações que vêm de dentro e vão para o corpo. Esse fenômeno ocorre em fração de segundos, e é mais uma maneira de identificar o movimento do *prana*, que abordaremos em diferentes pontos deste livro.

Durante um asana em dupla, fique nesse plano de percepção que é muito salutar e mantém você no presente, no campo sutil desse fluxo de informações orgânicas. Essa consciência permitirá com o tempo ajustes de alinhamento precisos, que é o nosso tópico no próximo capítulo.

Acessórios e alinhamento

O uso de acessórios no yoga se perde no passado indiano. Ao admirar em detalhes as antigas pinturas e esculturas, você verá apoios para partes do corpo, como bastões, pedras ou mesmo árvores.

Atualmente, em uma sala de aula de yoga, é difícil não encontrar vários tipos diferentes de acessórios ou equipamentos, como cobertores empilhados, blocos que parecem tijolos de madeira ou emborrachados, cadeiras de yoga, cintos afivelados, esteiras de material antiderrapante, almofadões, entre outros. Mundialmente popularizados como *yoga props* – do inglês adereços, ferramentas –, raramente você encontra toda essa lista em um só lugar, porque seu uso apropriado ainda é mal conhecido.

Nas viagens, observo que os acessórios nem sempre são usados devidamente, e na maior parte das vezes são subutilizados, principalmente no Brasil.

O yoga moderno e o antigo estão no mundo ocidental junto com outras atividades corporais que, inspiradas pelo yoga, foram criadas no Ocidente e trabalham com acessórios e algum tipo de alinhamento corporal com grande competência.

Ruth Steiger e Kay Eskenazi, empresários da área, definem assim: "Um acessório de yoga é qualquer objeto que ajuda você a se esticar, alongar, relaxar ou melhorar seu alinhamento. Os acessórios promovem com mais altura, peso ou suporte, a ir além das limitações habituais, ensinando que seu corpo é capaz de fazer mais do que você pensa que pode".

Essa é uma explicação prática e inteligente que conjuga dois pontos importantes. O primeiro é o fato de incluir "qualquer objeto" como acessório de yoga, desde que seja funcional para esticar, alongar etc.

Toda vez que viajo, levo poucos acessórios, como esteiras e cintos. No quarto do hotel, por exemplo, observo que tipo de recurso encontro como parede, móveis e espaço que posso dispor para utilizar na minha estadia como acessórios de yoga.

O outro ponto importante é incluir acessórios que "ajudam a ir além das limitações habituais". Quando empregados corretamente, os acessórios despertam silenciosamente a inteligência do corpo e abreviam o tempo para você perceber músculos e ossos com maior clareza. O uso correto é muito simples e a única arte que você deve desenvolver é a de copiar.

Importante: procure sempre copiar conforme as fotos do livro. Se você eventualmente inverter a posição de alguns desses objetos, pode criar uma contramão no movimento de abertura e fortalecimento do corpo.

Copie e não crie.

O acessório está se comunicando com seu corpo e ensinando alinhamento sem passar por sua inteligência racional. Sua função é mais direta e por isso é mais rápida, porque está despertando sua capacidade para executar movimentos grandes e pequenos, externos e internos com precisão.

O alinhamento é como um anjo da guarda que você mantém protegendo seu corpo, enquanto está atento às ações e ao tônus dos músculos necessários para aquele asana. Por isso o alinhamento protege, permitindo com segurança que o praticante vá mais fundo nos alongamentos necessários para o corpo.

Nós sabemos quando um guidão de bicicleta está alinhado com o corpo da bicicleta, se a parte superior de um quadro está alinhado com o teto, se a parte lateral está alinhada com a porta, e assim por diante.

O alinhamento corporal nos yogasanas em dupla passa também por esse mesmo olhar quando vemos que uma pessoa com torcicolo geralmente está com o pescoço visivelmente torto, ou uma pessoa com o quadril inclinado apresenta diferenças nas pernas, uma parecendo mais curta que a outra.

O alinhamento nos asanas é também interno e isso envolve uma percepção crescente dos músculos a partir da pele, e dos ossos a partir dos músculos. É delicado o entendimento de que o alinhamento só existe na ação e é dinâmico. Isso se aproxima dos mais altos ensinamentos orientais:

O yoga, como a meditação, não é o fim, é o meio.

Trago essa máxima para que ela possa se enraizar em você no aqui e agora da sua compreensão.

Alinhamento não é o fim, é o caminho.

Alinhamento não é o feito, é o fazendo.

Uma aluna me disse uma vez, logo depois de dois dias de prática de yogasanas em um *workshop*, que ela se sentia menor por fora e maior por dentro. Uma ótima explicação da sensação do resultado de um corpo alinhado.

Seu corpo tem uma forma habitual, que é moldada por posturas comumente inadequadas que entortam a coluna vertebral e reduzem a mobilidade dos membros. Além disso, você é afetado por emoções que criam movimentos e posturas repetitivas que minam a circulação interna e a vitalidade. Daí você vive dentro dessa "forma" que a cada dia é enrijecida pelos hábitos posturais, postura de vida e condicionamentos emocionais e mentais.

Imagine um sapato novo que é incômodo por ter uma sola nova que ainda não está acostumada ao seu jeito de pisar. Pelo fato de a sola não estar mais gasta de um lado do que do outro, isso induz, de baixo para cima, o alinhamento de suas articulações, coluna e do corpo como um todo.

O alinhamento nos yogasanas de pé vai ensinar você – sem sapato – a pisar corretamente. Apesar de o tempo todo seu pé estar voltando para a posição antiga, você buscará mantê-lo em um "pisar" novo e correto.

Por isso, o alinhamento não é um lugar onde você chega e pronto, mas que precisa buscar sempre. É preciso que você fique o tempo todo "fazendo". Por isso ele não é a chegada, mas o caminho. No médio e longo prazo, seu corpo vai conhecer e se estabelecer na forma nova em que há mais saúde, não só dos ossos, tendões e músculos, mas também dos órgãos internos que vão gozar de mais espaço.

Para melhor orientação na prática das duplas, você encontrará nas imagens do Capítulo 4, onde necessário, setas indicativas direcionando corretamente os movimentos de membros e partes maiores do corpo.

O toque

O ser humano necessita de vários elementos fundamentais para viver, como o ar, a água, a luz, os alimentos líquidos e sólidos, sem esquecer um dos itens principais: "tocar e ser tocado".

No Brasil, tocar e ser tocado não causam estranheza porque somos habituados a isso. Somos habituados a nos expressar pelo toque.

Mas em outros países, como nos Estados Unidos, por exemplo, onde fiz cursos de yoga, tive que assinar previamente uma autorização que permitia ou proibia o professor de me tocar durante a aula prática. Sem dúvida, esse é um cuidado que envolve respeito e noção de limite de cada um e nos mostra que muitos países e culturas têm maneiras diferentes de abordar a questão do toque.

Nas relações humanas, entre os cincos sentidos, esse é aquele que não dá para escapar. Uma pessoa pode não ouvir ou não ver você, mas ela não vai conseguir ignorar o seu toque. É assim que pessoas insistentes fazem para prender sua atenção, por exemplo: seguram seu braço para que você as ouça.

Lembro uma vez, quando encontrei um amigo norte-americano que não via fazia bastante tempo. Ao nos aproximarmos, me encontrava naturalmente pronto para abraçá-lo. Rapidamente, com dois movimentos e um toque firme, ele se afastou do meu abraço espontâneo, delimitando o espaço dele e o meu.

Esses hábitos culturais estão em transformação. A psiquiatra Kathleen Keating, autora do livro *Terapia do abraço*, afirma: "O toque físico não é apenas agradável. Ele é necessário. A pesquisa científica respalda a teoria de que a estimulação pelo toque é absolutamente necessária para o nosso bem-estar físico e emocional".

Acredito que o toque, através do calor humano que flui naturalmente pelas mãos, traz um tipo de resgate da nossa consciência, o de perceber onde estamos, quem somos e o quanto pode ser bom conviver com os outros para senti-los por essa via transformadora.

Enfatizo que já vi em minhas aulas mudanças positivas em alunos que tinham uma tendência de afastamento físico e toques limitados e inexpressivos, que ampliaram esse vocabulário das mãos e do corpo gradativamente. Vi também mudanças em pessoas tímidas ou agressivas que melhoraram a relação com os colegas.

Vamos sempre lembrar que somos pessoas que precisam de pessoas, pessoas que podem aprender que o toque é bom e sadio, e que as mãos passam conforto e segurança. Tocar é uma das maneiras mais verdadeiras de perceber o outro, por ser menos dissimulável.

Quando estamos muito estressados, ficamos mais distantes do nosso "centro interno". É nesse momento que esquecemos quem somos e agimos por pura reatividade e defesa.

Esse centro é aquele lugar onde conseguimos nos sentir calmos, seguros, em paz e estáveis. Tocar e ser tocado pode nos levar para esse espaço interno ou, na verdade, vai nos trazer de volta, uma vez que esse deve ser o local originalmente melhor de se viver. Ele nos resgata dessa loucura de fazer tantas coisas desenfreadamente, sem sentir onde estamos, com quem estamos, e muitas vezes por que estamos.

Você já abraçou uma pessoa que está muito assustada? Pode ser difícil ela aceitar, mas, se você conseguir, esse resgate é muito eficaz.

Todos nós buscamos satisfação. Por esquecer o caminho que nos leva até ela, nos distraímos no consumismo, na alimentação e por outros caminhos sem saída. Essa busca pela satisfação é a necessidade de voltar para nossa real natureza, habitar internamente em uma condição agradável, estável, calma e serena.

A língua inglesa tem uma expressão que adoro: *at ease*.

Traduzo essa expressão como estar confortável e relaxado em qualquer situação. Sinto que exercer o contato pelo toque me leva a isso.

Nossa sensibilidade ao tato é maior do que reconhecemos. Quantas vezes você sentiu algo que não foi possível racionalizar ao apertar a mão ou ao abraçar alguém? Ou algo que passou um tipo de informação e gerou um estado de alerta e maior atenção?

Da mesma maneira, somos capazes de detectar rapidamente um toque reconfortante que traz satisfação.

O yoga em duplas retoma o conforto de ser apoiado e de exercitar o "dar" e o "cuidar" do outro, e ajuda a se desenvolver nesse caminho da experiência do prazer e satisfação.

Sempre que ensino as posturas de yoga, mantenho a mesma dupla pelo menos até terminar a execução de um mesmo asana, porque assim se completa entre as duas pessoas o dar e receber, sentir o toque doador e o recebedor.

No diálogo verbal, seria como ouvir e ser ouvido.

No yoga, é importante, ao tocar, poder ter uma noção e referência do que o outro está sentindo e se é algo muito próximo do que você sentiu em si mesmo. Esse é o caminho para a empatia entre duas pessoas. Observei que alunos que há muito tempo praticavam yoga na mesma turma e que apenas se cumprimentavam, tornaram-se mais afáveis entre si ou até mesmo amigos a partir da experiência das posturas em dupla.

O educador Carl Rogers disse: "A pessoa empática está conosco não para concordar ou discordar, mas para compreender sem julgamento".

Isso afasta o equívoco que pode ocorrer entre simpatia e empatia. O toque como um meio de se comunicar tem essa abrangência de dizer e sentir sem julgar, que abre para uma empatia energética, mesmo que não haja nenhum tipo de simpatia.

A grandeza do toque chega nessa amplitude em que o julgamento fica pequeno e desinteressante.

Ao mudar de asanas, com frequência peço que os alunos troquem de parceiros para sair da comodidade da zona de conforto e assimilem a diversidade tanto do "tocar", do "ser tocado", como da relação de ver e perceber as pessoas e seus corpos diferentes, mas não faço disso uma regra. É também comum deixar uma dupla ir do começo até o fim da aula sem trocar de parceiro. Tudo depende da situação, número de alunos presentes e também de que, como professor, eu possa variar e dar alternativas de aulas diferentes. É um campo de descobertas!

Para finalizar esta parte do livro, trago uma bela imagem que Leyla Perrone Moisés nos oferece sobre como ensinar ou aprender permitindo que o outro descubra por si algo que é natural:

"Quando a criança aprende a andar, a mãe não discorre nem demonstra, ela não ensina a andar, ela não representa (não anda diante da criança), ela sustenta, encoraja, chama (recua e chama), ela incita e cerca. A criança pede a mãe e a mãe deseja o andar da criança."

CAPÍTULO 2

Olhar e enxergar

Tão difícil quanto tocar o outro é olhar o outro de verdade. Em mais de 40 anos ensinando alunos e professores, sempre notei que muitos se olham, mas não se veem.

Quando estou em treinamento preparando professores, faço exercícios para que possam parar e olhar o corpo do outro como se estivessem fazendo estudos de arte na frente de uma estátua de Michelangelo. Nesses momentos, observo o grupo e cada um dos participantes; percebo que olhar o corpo do outro remete-os a pensamentos e os arrasta para longe do exercício proposto. Para a grande maioria há um desconforto na liberdade que dou a eles de olhar. Montada a estrutura do exercício em duplas, onde o combinado é "vamos passear, investigar e apreciar o corpo do outro com os olhos", fica visível a dificuldade de enxergar.

Mas qual é a diferença entre olhar e enxergar?

É essa reflexão que trago para você no início deste capítulo.

É fácil se peço para você olhar as mãos de alguém, os braços, os pés, a cabeça, mas quando se trata da pelve, do quadril na frente ou atrás, ou peito e ombros, isso tudo vem com desconforto, não só de quem olha, mas de quem é olhado. Olhar o corpo do outro revela as inibições contidas e a sensação de estar invadindo sua privacidade, além de poder mexer com a libido, e isso ocorre nas duas vias, para os que olham e os que são olhados, e nem sempre você está pronto para isso.

Veja quantas quebras de padrões são necessárias até que você possa ter, antes e durante o "yoga em duplas", a liberdade para olhar, enxergar e envolver-se com o que está fazendo, sem constrangimentos e, como mencionei antes, *at ease*, relaxadamente e à vontade.

Há diversas formas de olhar:

- Com interesse por conhecer

- Com amor

- Com senso de descoberta

- Com olhar de investigação

- Com deslumbramento

- Com volúpia

- Com atração

Se ocorrerem algumas dessas sensações ou sentimentos que perturbem você, apenas observe as sensações. Se você se recriminar ou embarcar nessas sensações, vai se afastar do momento presente e esquecer que está ali com alguém que precisa de sua atenção. Esse é o combinado, não é?

Como também sou professor de meditação, ensino aos praticantes a aceitarem sensações, imagens e pensamentos que ocorram durante suas práticas sem se identificarem com eles, deixando que passem como nuvens no céu. Como fazê-lo? Voltando para a técnica escolhida para meditar. Nesse caso das duplas, minha proposta é a mesma: deixe que as sensações passem e retorne sua atenção à postura que está sendo executada.

Ao aceitar essas sensações e deixar que passem, você ficará cada vez mais hábil para enxergar e atuar sobre o que está realmente acontecendo naquele momento com sua dupla, e escolher como pode atuar.

Outro fator que nos impede de enxergar claramente é a pressa.

Um grande "efeito colateral" da prática em duplas é que ela é um convite explícito de adaptação ao ritmo de ambos, de atenção mútua, com disponibilidade, calma e paciência, que virão junto com a experiência de olhar, enxergar e perceber o outro. E isso é uma verdadeira vacina contra a pressa da vida contemporânea.

Retomando o tema dos alunos dos cursos de formação, olhar e enxergar são exercícios necessários no trabalho de aprofundamento nas posturas de yoga, porque tenho que habilitar cada um desses futuros professores na arte da precisão, enxergando aquela parte do corpo que carece de um toque específico para trazê-la ao conjunto dos alinhamentos. Em um primeiro momento eles podem ver partes externas do corpo, em um segundo momento podem e precisam enxergar pela pele se o praticante está fazendo a ação interna em seu corpo – olhar tecnicamente para ver ações internas que se refletem nos membros com seus ossos e músculos.

Mesmo que você não tenha a intenção de se tornar professor, esse aprendizado de enxergar claramente o corpo do outro é o que vai tornar a atividade de praticar junto com outra pessoa algo gratificante, construtivo e com nítidos benefícios para ambos.

Atitude e confiança

Sempre fui muito ligado ao contato físico entre as pessoas. Em casa, meus pais não tinham essa facilidade. Somos seis irmãos, e me lembro de quando alguns deles, já entre a idade jovem e adulta, começaram a invadir amorosamente o espaço pessoal de nossos pais, então mais idosos, com mais abraços e carinhos.

A partir desse movimento natural, percebemos que meus pais pareciam estar aprendendo que esse poder dos carinhos físicos era outra maneira de dizer tantas outras palavras que nunca tinham sido ditas e que por essa via eram mais diretas, sinceras e inquestionáveis.

Quando tive meus filhos, não perdi tempo para abraçá-los bastante desde pequenos. Sinto que essa atitude fez toda a diferença no desenvolvimento e trouxe confiança em nossa relação.

Sempre que uma aluna me avisa que está grávida e pergunta se pode continuar nas aulas, digo que sim, mas ela tem um combinado a cumprir: o de trazer o bebê depois para eu conhecer. Quando isso ocorre, parece ser um reencontro com o bebê, parece que já o toquei antes. De certa forma, eles já me conhecem das aulas de gestante, quando ajudo a mãe no yoga em dupla comigo a permanecer em posturas desafiadoras, o que só ocorre com a atitude correta e com muita confiança.

Você vai ver nas fotos, ler nas descrições de execução e ao praticar que em boa parte das posturas não se usa força e sim o próprio peso, mas em alguns casos se usam os dois. Ocorre que nessas posturas, nas quais é necessário utilizar só o peso do corpo, é muito comum você utilizar a força, o que é antiproducente. Essa é uma atitude que deve ser observada em você mesmo ao ajudar outra pessoa.

Quando você aprende a usar o peso e a força, quem os recebe sente confiança e abre uma porta interna para poder se entregar a você, porque a relação física entre os dois se torna mais estável e unificada. E aí estamos falando da atitude de confiança que nasce da ação prática.

No caso de você ser professor de yoga, alerto que primeiro deve sempre experimentar em você mesmo tudo e todas as posturas, e mais de uma vez, antes de ensinar aos seus alunos.

Confiança é algo que se pode adquirir com a prática. Quando você não está atento ao que está fazendo, quem está recebendo apoio logo percebe, mesmo que não esteja totalmente consciente, e isso se reflete na estabilidade do asana. Se for uma postura em pé, pode gerar até um desequilíbrio ou queda.

Então, veja que a boa atitude ao ajudar vem de dentro para fora, porque quem ajuda deve estar presente no que está fazendo. Esse é o princípio da meditação chamada *Zen* e é o "arroz com feijão" de toda meditação na ação. Significa que, sempre que possível, olhe o outro, veja seu corpo, sinta o toque e não se comunique verbalmente.

A conversa deve se resumir ao necessário para certos ajustes e *feedbacks* que precisem ser feitos, mas deve acontecer com o mínimo de palavras e logo no início, com o cuidado de não estendê-la. Nos asanas em dupla, algumas pessoas, pelo nervosismo de não estarem habituadas a tocar e serem tocadas, querem conversar, e falar, e falar, e aí entram na contramão do processo, pois tudo passa a ser não funcional para o organismo.

É fundamental você sempre lembrar que existe nesse trabalho uma conversa silenciosa. Há uma troca muito maior que não cabe nas palavras. Se você mantiver o foco nisso, vai perceber como é grande esse momento que vai do pensar para o sentir. Em algumas situações, as palavras roubam a grandeza daquele momento sagrado que se está vivendo.

Uma passagem da vida do sábio chinês Lao Tsé em suas caminhadas matinais conta que:

Houve uma época em que ele sempre saía bem antes do nascer do sol morro acima para assisti-lo do topo de uma montanha. Ele permitia que um discípulo o acompanhasse em silêncio. Silêncio este combinado de antemão e que tinha que ser respeitado todo o tempo. Em certa ocasião, esse discípulo recebeu um hóspede em sua casa e não teve como abafar o interesse deste para acompanhá-los – ao anfitrião e a seu mestre – na caminhada matinal. O mestre Lao Tsé foi previamente consultado e concordou.

No dia seguinte a caminhada prosseguiu em silêncio total.

Quando chegaram ao topo da montanha para assistir ao espetáculo do sol nascente, o visitante amigo do discípulo, não respeitando o silêncio contemplativo, se empolgou e exclamou:

– Olha só que lindo. Olhem lá no horizonte o sol brilhando. Vejam que lindo!

Não encontrando resposta nem comentários, por fim calou-se e assim ficou.

Desceram de volta e, após a caminhada terminar, Lao Tsé chamou seu discípulo de lado e o advertiu:

– Não traga mais seu hóspede para a caminhada! Por acaso ele pensa que não sei ver a beleza do sol nascente? Que é preciso que me mostre e me avise para admirar?

Contemplar e sentir a beleza de um momento como nos asanas em dupla é um grande exercício.

Coloque-se nas duplas com as seguintes atitudes:

– Internamente, busque cooperar, apoiar e ajudar.

– Externamente, busque precisão, atenção e prontidão.

Existe todo um universo para quem recebe, pois, quando o exercício vai começar, a pessoa que vai receber deve se preparar para isso. A palavra--chave para quem vai receber vem de um profundo ensinamento yogue:

Entrega!

Entregue-se para receber, deixe não só seus pulmões respirarem, mas permita que todo o seu corpo o faça. Aceite e acolha aquele momento, porque nem sempre vai ser como um "flutuar nas nuvens". Algumas partes do nosso corpo são verdadeiras couraças, escudos que formamos para nos defender e que com o tempo endurecem. A questão é que na vida nos defendemos do que existe, do que imaginamos existir e até do que não existe. Outras vezes criamos inimigos para que possamos exercer nossas defesas e defender nossos pontos de vista ou emoções. É por isso tudo que essas regiões ficam tão enrijecidas!

Nada disso contribui para sua prática em dupla. Jogue fora e lembre-se de que a hora é de entrega. Para você exercer essa qualidade da entrega, foque sua atenção na respiração ou na ação muscular, quero dizer, no tônus.

Entrega e confiança são atitudes conjugadas que funcionam quando você traz os sentidos para o presente. Isso aproxima você do outro, da realidade e do que realmente está acontecendo. Os asanas em dupla, seja para quem ajuda ou para quem recebe, existem enquanto você está com a atenção na ação. Toda a atenção naquilo que você está fazendo e não em outra coisa.

Isso é um respeito ao outro na sua melhor forma e qualidade.

É a atitude de compaixão crescendo que leva à totalidade da execução da postura. É quando você, além do seu corpo, do seu esforço e da sua energia, está doando o seu tempo para a outra pessoa, e esse conjunto de doação para mim é amor.

Se ainda não for, tenha certeza de que vai despertar o amor pela vida e pelo sentir o outro que está bem ali ao seu lado, seja um amigo, um colega do yoga, um namorado ou uma parceira, um ser humano que está vivo e que precisa receber e vivenciar o aspecto sagrado do toque, assim como você.

Resistências

As resistências em uma aula de yoga são muitas e se manifestam sem prévio aviso. Por vezes decidimos praticar e, ao iniciar, nos deparamos com uma infinidade de questões que nos roubam a atenção.

Preguiça, preocupações, inquietações, desânimo, timidez e tantos outros humores que, mesmo sem o tal prévio aviso, são fáceis de detectar. E se entrarmos no território das duplas, somam-se a elas os julgamentos, preconceitos, diferenças, simpatias e antipatias pessoais.

Tomar consciência e aprender a lidar com essas resistências é a própria prática do yoga. Isso nos fortalece para vencer o que dentro das tradições yogues são chamados de inimigos internos. Entretanto, arrisco afirmar que a maior das resistências, ou a que está subjacente a muitas outras, é o medo.

Eu admirava muito um professor de yoga que fazia um trabalho completo com as posturas, inserindo alinhamento e acessórios. Suas aulas tinham a qualidade que eu procurava, mas sentia falta das posturas feitas em dupla. Uma vez eu perguntei a ele por que as posturas em dupla não faziam parte das aulas, e ele respondeu que era porque despertavam as paixões.

Vindo daquele professor, respeitei sua opinião e refleti sobre aquela resposta por um bom tempo.

Atualmente, nas minhas aulas, faço diferente. Apesar dos medos e das resistências dos alunos, aplico as posturas em dupla e trabalho com o que elas provocam. Se evitamos o toque por medo de despertar as paixões, estaremos ainda mais vulneráveis a elas e ainda perdendo um grande aliado, uma vez que o toque é um dos grandes amenizadores dos estados de medo.

Para passar segurança, você já deve ter tocado na mão ou no ombro de alguém que estava apavorado, ou mesmo abraçado uma pessoa muito assustada e reparado no conforto que isso provocou, às vezes quase que imediato.

Joseph Campbell disse que "na caverna em que você tem medo de entrar está o tesouro que você busca…"

Para aplacar o medo é preciso conhecer a sua fonte e não negá-la ou evitá-la. Se a fonte é inimiga, por que não conhecê-la melhor?

Se o toque despertar paixões e isso não for bom para você, temos algumas vias e opções pela frente:

– É bom que as paixões existam e se manifestem. Aproveite e viva-as intensamente para conhecer mais sobre elas e ganhar autoconhecimento.

– Se isso ocorrer, fique consciente da sua respiração para poder observar a energia contida se manifestando e perceber o local interno de origem em você, o que pode acalmá-lo.

– Pergunte-se se quer simplesmente evitar conhecer o afeto que está no "tocar".

Uma das resistências frequentes que percebo em sala é que, afastando-se do "tocar", você garante que estará se protegendo de se relacionar mais e com todos.

Normalmente o inimigo é menor do que imaginamos exatamente porque a imaginação não tem limites, e dentro dela qualquer coisa pode crescer além do seu tamanho verdadeiro.

Há uma história indiana do *Vedanta* que conta que um camponês chamado Janghu seguia por uma trilha pensando nas questões rotineiras da sua vida. Alheio a tudo à sua volta, avistou, a poucos metros de distância, uma cobra parada à sua frente. Correu assustado até o vilarejo em que vivia, gritando ter encontrado uma enorme e perigosa cobra no caminho. Lá, ofegante, tentava explicar a todos que provavelmente essa era a grande serpente que seus avós haviam mencionado e que tinha envenenado, assustado e matado muitas pessoas da redondeza. Ao ouvir seu relato, alguns homens da aldeia, com apoio da pequena multidão que se formara, armaram-se de pedaços de paus e partiram em direção ao local descrito por Janghu. Foi quando ele pensou que, conhecendo o local exato do ocorrido, deveria ir sozinho e correr para matá-la e ficar frente a todos daquele povoado com os louros do grande feito. Ele saiu às pressas e, ao entrar no caminho de volta em direção à serpente monstruosa, agarrou logo um galho grosso pendurado em uma árvore para levar como arma. Mas, em vez disso, para seu azar, ele pegou uma cobra venenosa que estava pendurada. Janghu foi picado imediatamente e assim, em poucos minutos, acabou a vida do protagonista dessa história.

A cobra que Janghu havia anunciado foi encontrada mais tarde pelo grupo de homens. Deram muitas pauladas, apesar de ela ter ficado imóvel todo o tempo. Foi aí que descobriram que não se tratava de uma cobra venenosa como Janghu havia anunciado, mas apenas um pedaço de corda grossa largado no chão da trilha.

Qual a maior fonte do medo? Onde ele se encontra? Está no mundo lá fora ou crescendo na nossa imaginação?

Reflita sobre isso!

Algumas fotos das posturas deste livro parecerão trazer muita intensidade ao exercício, principalmente se nunca as praticou.

E isso é verdade.

Algumas pessoas, mesmo com orientação em sala de aula, não se entregam com medo de machucar o parceiro por causa dessa intensidade.

Novamente o medo em ação.

Explico e deixo claro que minha intenção não é unir as pessoas em dupla para que se machuquem, e que aquela não é a primeira vez que oriento um grupo para esse tipo de trabalho.

Mencionei antes a questão das conversas no momento da prática. Quero evidenciar que elas também podem ser um tipo de resistência, ou seja, a distração como recurso de levar a atenção para outro lugar que não seja a relação que infalivelmente se estabelece.

As resistências nem sempre estão claras. Se você concorda comigo quanto ao medo que elas contêm, vai perceber que estão sempre travestidas de muitas justificativas e motivos que nos afastam de conhecer melhor nosso próprio corpo e o de nossa dupla.

Mencionei neste capítulo o que considero a maior das resistências: o medo. Agora apresento a maior aliada para vencê-lo: a vontade.

Vontade de praticar, de aprender, de tocar e de se relacionar.

A prática do yoga vai fortalecer sua determinação e engrandecer o poder da vontade. A vontade é uma guerreira interna e grande parceira nas suas relações e concretizações. Observei durante esses anos que, uma vez fortalecida, a pessoa expressa essa força naturalmente na vida pessoal e profissional.

Reconheça suas resistências sem temor e penetre nelas com sua consciência. Você vai perceber que o que parece uma serpente monstruosa e venenosa é só um pedaço de corda.

Diálogo

Você já deve ter reparado em um bebê mamando no seio da mãe. Se você é mãe e deu de mamar, já viveu essa bela emoção. Várias linhas de pensamento mostram que, pelo estado evolutivo do bebê, naquele momento ele não se sente separado da mãe; muito pelo contrário, ele mesmo, o seio e a mãe, são para ele uma coisa só. Não há diferenciação e sim um sentimento de unidade. Vamos então recordar que unidade é o que buscamos no yoga. Seja pelo físico, seja pela mente, a unidade é um endereço de chegada.

No entanto, há uma noção de diálogo – se podemos chamar assim – que se inicia entre a mãe e o bebê a partir de suas necessidades fisiológicas: a fome, a sede, o sono, o frio e outros desconfortos que são anunciados com o choro e assim são atendidos. O bebê chora e é atendido, chora de novo e ganha um colo, chora novamente e ganha um colo com um embalo para adormecer. Além disso tudo, ganha também no pacote de cuidados uma doce canção de ninar.

Então, lá atrás, quando você ainda dependia dos cuidados de sua mãe, você clamou por algo e obteve uma resposta. Tantas e sucessivas vezes isso se repetiu, e você aprendeu algo. Sentiu que receber atenção é bom. Ser ouvido é necessário. E se nesse pacote vier amor com toque físico carinhoso, muito melhor!

O bebê é um dos seres mais despreparados para enfrentar o meio ambiente sem os cuidados de quem o gerou. Talvez por isso desenvolveu um choro que pode ser notado e ouvido a distância para expressar:

– Estou aqui e preciso ser ouvido, necessito dos seus cuidados!

A palavra diálogo tem origem no vocábulo grego *dialogos*. A palavra original foi formada pelo prefixo *dia*, que significa "através", e por *logos*, que significa "palavra".

Hoje usamos a palavra "diálogo" também para a comunicação não verbal, sem palavras, cujo conteúdo do que é dito é menos importante do que "como" é dito. A leitura que fazemos em segundos do rosto, da expressão, dos gestos e da postura física do corpo de quem nos fala nos informa mais em termos de significado do que qualquer outra coisa que seja dita pela boca. Por isso, você não convence seu amado ou sua amada se, além das palavras de amor, não houver por trás o sentimento amoroso e de querer bem.

Nas posturas de yoga em duplas, o diálogo se dá em diversos níveis. A beleza dessa conversa está na clareza e objetividade com que ela ocorre.

Há um diálogo verbal e técnico inicial da prática de cada asana que é mínimo, mais bem explicado no subtítulo Atitude e confiança, neste capítulo.

Há a possibilidade de ajustar com palavras as sensações de cada um dos dois participantes logo no início de um asana. São frases breves, do tipo "mais forte", "menos forte", "empurre menos", "puxe mais" etc.

Você já fez uma viagem de carro a dois com alguém que você mal conhece? Reparou como ficar em silêncio nesse período todo parece desconcertante e desconfortável?

Nos asanas em dupla isso pode ocorrer também, mas não se importe e deixe que fique esquisito ou desconcertante. Tenha paciência, pois essa sensação logo vai passar, porque há uma interação e um contato maior de verdade – diferente do exemplo que dei da viagem de carro. Lembre-se de que há um diálogo silencioso que pode ser mantido no yoga, e que isso constitui a essência desse contato.

Sustente a convivência amiga com o silêncio, do contrário você rompe esse diálogo sagrado. O significado maior dessa conversa silenciosa é o apelo do "vamos nos ajudar mutuamente" e "vamos aprender a mergulhar juntos".

A partir do aprendizado de desfrutar da silenciosa relação do yoga a dois, surge um imenso horizonte. Um diálogo estável, cheio de respeito, sentimento e compaixão, que surge dessa comunicação sem palavras e que se amplia com o tempo e o conhecimento mútuo.

Por trás da ruidosa cortina de nossos pensamentos há um silêncio duradouro e compartilhado que se transforma em sensação de paz.

Aproximemo-nos então do delicado estado de unidade. Tocando e sendo tocados.

CAPÍTULO 3

Consciência vital

Lembro-me de que uma vez estava praticando yoga sozinho em casa e explorando o tempo de permanência nas posturas, quando tive uma experiência da consciência vital como efeito do trabalho nos asanas. Em uma determinada postura de flexão, me senti espontaneamente fazendo leves contrações na região da base da coluna, que se estendiam até o períneo. Com "espontaneamente" quero dizer que era como se eu não mandasse meu corpo fazer e ele fizesse por si, involuntariamente. Então, resolvi contá-las silenciosamente para trazer atenção àquela pulsação interna.

Rapidamente aquilo foi se tornando uma sensação semelhante a um orgasmo, de uma intensidade menor, mas contínua, que se misturava com algo que posso chamar de êxtase e que, às vezes, como ondas, se expandia até o peito. Aquilo trazia uma felicidade que vibrava como um vento tocando meu corpo. Não havia pensamentos, eu permanecia em total satisfação física e emocional. Tudo isso durou aproximadamente 30 minutos contínuos enquanto estive na postura, e perdurou em uma deliciosa sensação de calma, paz e saciedade por todo o resto do dia.

Não procuro racionalizar esse tipo de acontecimento, até porque já houve, durante a prática com yogasanas, algumas sensações bem seme-lhantes, umas mais explosivas, outras mais brandas. Mas sempre gratifi-cantes, mesmo quando intensas e sempre me trazendo para a grandeza do momento presente.

Como disse, não racionalizo, mas coloco-as todas no âmbito da "Consciência", com letra maiúscula. Coloco debaixo desse algo que parece um guarda-chuva protetor, onde sinto haver desde o início do meu caminho a sensação de estar sob uma proteção generosa, indicando que estou no lugar certo, na direção certa e no caminho certo.

Na física quântica existe uma definição dessa energia consciente chamada campo unificado de energia.

A prática do Hatha Yoga me revelou que a vida é sagrada e este talvez seja um dos postulados mais unânimes em todas as tradições espirituais do mundo, incluindo as filosofias e religiões. A vida habita no corpo humano e é somente por ele que podemos experimentá-la e afirmar sua sacralidade.

A consciência do "eu existo", uma das profundas e imediatas formas de cada ser humano conectar-se com a vida que pulsa em seu corpo, é expressa de maneira diferente pela visão oriental e ocidental.

A afirmação de René Descartes "Penso, logo existo", inclui o pensamento que para os ocidentais ocupa um lugar no pódio da inteligência humana. Do ponto de vista oriental e pela voz do yoga, isso não se afina com a afirmação central da existência. Mais apropriado, eu diria, "Toco e sinto, logo existo". Para mim, um abraço caloroso e amoroso me faz sentir mais vivo e conectado com o mundo do que um pensamento.

A permanência em um yogasana pode me trazer a imensa e gratificante sensação de pulsação da vida.

Não estou aqui pregando que devemos, a essa altura da evolução humana, diminuir a importância do pensamento e nos comunicarmos apenas pelo toque. Aponto para algo maior, que, a partir do aquietamento da mente ruidosa, você pode revelar para si mesmo, em segundos: a presença dessa consciência.

As posturas em dupla podem trazer esse desfrute de um estado interior profundo e que neste exato momento está bem perto de você.

Quando eu era um jovem professor de yoga, havia aprendido também shiatsu – técnica japonesa de massagem – que aplicava nos alunos. A partir daí, alguns me procuravam para o yoga e outros para o shiatsu. Alguns anos depois, quando voltei da Califórnia, trazia na bagagem algumas experiências elaboradas em cursos de massagem em Esalen, que acrescentei ao repertório anterior. Em incontáveis vezes que apliquei essas técnicas, os resultados de revitalização foram ótimos não só para quem recebia, mas intrigantemente para mim também.

O *prana* é supremamente inteligente e está em todas as partes do nosso corpo.

Várias vezes fiquei cansado no início do trabalho, mas não estava mais ao final. Ao contrário do que se poderia esperar, era tangível que no resultado os dois estivessem bem dispostos e gozando de igual bem-estar.

Essa comunhão de benefícios, assim como nos asanas em dupla, não se dá só por meio de toque, mas também pela técnica que dirige o toque com precisão e profundidade, e com isso cria como que um canal de energia de duas vias. Aprendi com o tempo que não devia me colocar como doador de energia, mas sim como um "desbloqueador" da energia do outro.

Essa é uma atitude interior correta que proponho para cada um dos asanas em dupla – deve haver a troca e nunca pensar em estar doando energia. Os asanas em dupla cuidam dos dois e isso é excelente e maravilhoso. Se alguém estiver precisando de yoga como terapia, por dor ou outro mal-estar qualquer, e nessas circunstâncias só você for aplicar o asana, é imprescindível lembrar que você é somente um agente da corrente do *prana* e não doador. Esse é o melhor respeito à energia consciente como uma ferramenta de saúde.

A ilusão de "autor da cura" é um caminho curto e enganoso!

Podemos ajudar, mas não causá-la!

Primeiro, cuide-se e lembre-se de você. Seu bem mais valioso é sua disposição interna, mental, física e emocional.

Buda dizia que "a compaixão deve começar por você mesmo".

Quando você percebe que há troca, se oferece para ajudar e na mesma intensidade se oferece para receber. Pronto, o princípio das duas vias está estabelecido e, no final, não raro, você compartilha de uma alegria sadia, quase infantil.

Defino assim porque é como vejo os alunos em uma aula em que priorizo as duplas: vejo adultos que parecem crianças brincando de yoga.

Aqui, o termo "brincando" trata da atitude interna e geral e não da displicência com as técnicas de alinhamento, esforço e entrega que envolvem o respeito pelo que estamos fazendo juntos.

Não é maravilhoso imaginar que existe uma dinâmica no yoga entre duas pessoas em que os dois aprendem e os dois ensinam?

Dor e sofrimento

"O yoga é divorciar-se da dor."

Isso é ensinado no clássico texto religioso indiano *Bhaghavad Gita*.

O sofrimento é alimentado por todo o emaranhado daquilo que você nomeia como problemas e questões pessoais, que prendem sua vida como em uma cadeia da qual o yoga pode libertá-lo.

Eu e você não sabemos quando, mas sabemos que vai.

Mas isso não tem um caráter profético. Quando digo "O yoga vai libertá-lo", refiro-me ao fato de que a prática contínua e o entendimento correto do yoga na sua vida vão libertar você. Isso virá com os frutos de uma reflexão do que aprisiona você e onde está ancorado seu sofrimento. Você aprenderá na ação e no cotidiano a ter "discernimento e desapego"

– *viveka* e *vairagya* –, que são princípios que funcionam como duas armas contra a escuridão das dúvidas, incertezas e hesitações.

No caminho do autoquestionamento – *Jnana Yoga* – teremos que desvendar com honestidade o que nos ata à dor para nos desapegar do que causa sofrimento, e mais adiante nos desapegar do sofrimento em si.

É normal que uma pessoa que venha a praticar yoga e sofra de uma dor crônica perceba com o tempo o quanto está apegada ao sofrimento daquela dor física.

Como os alinhamentos nas posturas podem reduzir a dor, muitas vezes rapidamente, e como isso é resultado dos pequenos movimentos internos, torna-se um desafio para esse praticante perceber que pode libertar-se daquela dor com a qual ele convive há tanto tempo.

Se nesse momento você considera incoerente alguém apegar-se à dor quando todos buscamos satisfação e felicidade, concordo com você e resumiria que somos incoerentes, sim. São muitos os algozes que criamos e alimentamos, muitas vezes inconscientemente, para sustentar as causas do nosso sofrimento.

Você já refletiu sobre isso?

De um ponto de vista amplo, o yoga não se restringe a executar posturas, mas sim refletir e questionar sobre seus efeitos transformadores. Isto é, mudar a maneira de ver o mundo e de como podemos levar essas mudanças internas ao corpo e, consequentemente, à mente, enfim, para a vida como um todo.

Quando eu estava começando a dar aulas de yoga, uma amiga professora me convidou para um trabalho social que imediatamente aceitei. Tratava-se de dividir com ela aulas semanais no presídio feminino do Carandiru, em São Paulo. Eu era ainda bem inexperiente e acreditei que aquilo poderia me ensinar bastante, inclusive para articular melhor minha linguagem com os alunos em geral.

Albert Einstein dizia que se você não conseguir falar para a sua avó o que você acabou de aprender, então você não entendeu direito. Dito e feito. Lá fui eu para esse desafio. Se naquela época não havia muita divulgação sobre yoga nos meios de comunicação, imagine em um presídio. Apesar da dificuldade no início do trabalho, constatei em algumas detentas uma conexão maior com o que eu estava oferecendo.

Mais de um ano se passou e uma dessas alunas saiu da cadeia e veio me visitar em meu estúdio de yoga. Ela compartilhou, com muita emoção, sua percepção de que a maior prisão que vivemos não é, como no caso dela, ter ficado atrás das grades, mas sim a própria maneira de pensar. "Conceitos e opiniões que se enrijecem", me disse ela, "aprisionam mais e não percebemos. Só percebi isso depois de alguns anos em uma penitenciária".

Se você observar, vai ver que o sofrimento que muitas pessoas carregam vem de uma enorme e pesada "mochila" em que sustentam, sem perceber, uma lista de problemas pessoais retroalimentados o tempo todo por uma cadeia repetitiva de pensamentos negativos. E a que frequentemente se apegam como fazendo parte de "sua história pessoal".

Sem consciência, você carrega essa "mochila" como um troféu que justifica todas as suas mazelas do dia a dia, justifica o hábito de reclamar, justifica até a ideia equivocada que alguns sustentam de que Deus está em dívida com eles por não presenteá-los com coisas melhores.

Mas qual a relação disso tudo com yoga em duplas?

Como mencionei antes, a prática em duplas intensifica a execução e a experiência nos asanas. Ao lidar com essa intensidade no corpo, muitos se sentem vulneráveis com esse fogo que os yogasanas acendem e aumentam. Com isso, para brecar o processo de crescimento e expansão, transformam aquilo que poderia ser visto apenas como um desconforto em dor.

Conforme nos ensinam os yogues ancestrais, temos o corpo físico – *annamayakosha* – e o corpo mental e emocional – *manomayakosha* – que são dois dos cinco corpos energéticos totalmente integrados entre si. Isso elucida porque nossas resistências de ir fundo em um asana não sejam apenas uma questão meramente física, mas sim também uma questão mental e emocional. Porque os corpos físico, mental e emocional não estão separados e não vivem separados.

O mestre indiano K. Pattabhi Jois dizia que nosso corpo é muito mais flexível do que imaginamos, e é nossa mente que oferece resistência e não permite que exploremos toda essa flexibilidade.

Nos yogasanas em duplas, podemos dar o que chamo de "saltos quânticos" na evolução da nossa prática por alguns bons motivos que descrevo a seguir.

Na prática em duplas, geralmente permanecemos mais tempo em um asana do que em nossa prática individual, o que aumenta o grau de desafio de suportar e entrar em contato com nossos limites. Isso amplia espontaneamente os limites musculares e resistências à dor, permitindo que trabalhemos nossas questões internas complexas de uma maneira mais simples, prática e mais leve!

Por que leve? Porque somos seres sociais e influenciáveis pelo ânimo dos outros, e numa turma de yoga todo o entusiasmo de um grupo também nos contagia. Na dupla, além do ânimo, contamos com o bálsamo do apoio e da presença do parceiro ou parceira nos estimulando a ir mais longe.

Estar acompanhado e saber que o que você está sentindo o outro já sentiu ou vai sentir é um suporte pessoal excelente para o que chamamos de dor ganhar outro nome: desconforto ou, quem sabe, desafio.

Praticar em duplas nos deixa mais fortes e fortalece o poder da vontade que citei no subtítulo Resistências (Capítulo 2).

Respiração

Respiro, logo existo!

Além do batimento cardíaco, perceber a respiração é o modo mais utilizado para identificar a vida em alguém, daí sua grandeza e importância.

Uma das técnicas mais antigas para trazer a consciência para o corpo físico é a respiração. Nas escrituras indianas do *Shivaismo* é dito que, em condições normais, respiramos aproximadamente 26.000 vezes por dia, e esses sábios nos instruíram sobre a importância de se familiarizar com esse movimento ganhando consciência gradativa dele. Temos neste livro uma oportunidade bem diferente dos ambientes tradicionalmente yogues ao dispormos do outro praticante para interagir melhor com nosso grau de atenção e observação.

Começando por quem está na posição de apoio ao praticante, recomendo que você observe a respiração da sua dupla como forma de se conectar de maneira orgânica e manter uma boa sintonia entre os dois. Essa sintonia ocorre em muitos níveis que são visíveis, mas que não temos o hábito de enxergar, por isso parecem invisíveis. Há um grau de reatividade que decresce consideravelmente quando praticamos a consciência da respiração nas duplas, e isso é muito positivo para o mergulho nas posturas e para colher seus benefícios.

Observe olhando a respiração do outro.

Observe sentindo a respiração do outro.

As duas ações devem acalmar e aprofundar a respiração das duas pessoas, e também aprofundar o lado funcional da relação no que diz respeito à qualidade da atenção no outro e em si.

Essa observação é visual ou pelo tato. Os dois recursos são acessíveis, depende da postura que está sendo praticada.

Na observação visual, concentre-se em olhar e enxergar alguma parte do outro que mostre seu movimento respiratório. Aceite e fique atento como esse movimento se apresenta. A respiração com seu ritmo e diferentes intensidades é totalmente pessoal e está sempre respondendo ao que se passa na mente da pessoa naquele momento. São pensamentos afetados por aquela "mochila" emocional que citei antes pelo outro estar sendo tocado em uma situação de esforço físico.

Mas saiba que isso é muito sadio!

O que você pode e deve fazer nesse momento, inclusive lembrando a sua própria experiência, é ajudar a pessoa que pratica a atravessar aquele desafio com gentileza e amorosidade, seguindo as instruções fornecidas em cada asana. Elas foram desenhadas justamente para intensificar e ao mesmo tempo facilitar a execução da postura.

Lembre-se: para estar com a consciência plena na percepção do outro, é necessário, sempre que possível, estar presente observando sua própria respiração.

E a pessoa que recebe o suporte, como pode se ajudar nesses momentos para manter o foco?

Mantendo sua atenção na respiração!

A atenção na presença do *prana*, que também é traduzido como "aquilo que se movimenta", é a mesma na presença da respiração. Ela aguça seu poder de observação para estar atento às manobras que estão sendo feitas por seu parceiro para alcançar maior exatidão nos alinhamentos.

A respiração é um processo orgânico que acontece independentemente da nossa vontade. Tenho certeza de que, se a natureza tivesse deixado por nossa conta a necessidade de nos lembrar de respirar, não estaríamos vivos. Daí ser este o primeiro caminho para o autoconhecimento: observar a respiração sem manipulá-la.

Swami Muktibodhananda Saraswati, da escola indiana de Bihar, comenta que "o controle da respiração é um processo moroso e delicado que requer estado de alerta, atenção, paciência e constância".

Então, uma orientação importante é você não criar nenhum tipo de respiração controlada durante os asanas; ao contrário, deve deixá-la totalmente natural e espontânea. Saiba que isso não é tão natural quanto se possa prever antes de fazer. Manter essa respiração natural e espontânea requer tanto ou mais esmero e cuidados quanto controlar expirações e inspirações profundas e ritmadas.

Na página 81 você vai encontrar o asana Swastikasana, indicado para facilitar a prática da consciência do alento pela dupla.

Quando obtemos consciência da respiração, ganhamos consciência da vida e da morte. Eu estava ao lado do meu pai enfermo no momento de sua última expiração. Nesse momento, pude perceber a solenidade dos dois movimentos tão simples e naturais de entrada e saída do ar no nosso viver e morrer. Eles podem passar despercebidos por toda uma vida – se isso ocorrer, teremos perdido a via para o autoconhecimento que vem do expirar e inspirar.

Espiritualidade

À medida que você está respirando e lendo este capítulo, muitos milhões de células sanguíneas nascem e morrem. É bom lembrar que o corpo de uma pessoa de altura média contém por volta de até 96 milhões de metros lineares de vasos sanguíneos com contínua circulação de sangue, onde o coração humano, que tem o tamanho do seu punho fechado, tem a função fundamental de bombear 340 litros de sangue por hora. Lembre-se de que o trabalho desse pequeno e soberano órgão pode chegar a alcançar 80 anos de idade ou mais sem parar. As descrições dessa anatomia e fisiologia confirmam a magnitude de uma energia interna inteligente que comanda como um regente uma orquestra com uma sinfonia belíssima chamada vida.

Essas são informações e noções dessa megausina de energia que constroem uma visão espiritualizada do corpo humano, porque mostra uma grandeza que não cabe na mente racional. Mas o que não se consegue pela visão racional se consegue por outros canais de percepção e conhecimento, que chamo de espirituais e que aprimoramos pelas posturas de yoga.

Isso tudo é grandioso, mas, ao continuar colhendo os dados dessa investigação, chegaremos à dimensão molecular do corpo humano. Aí, a infinitude do mundo interno se assemelha à do universo exterior.

A espiritualidade começa pela mente e passa pelo corpo, que é a nossa morada. Nesse âmbito, a qualidade dos pensamentos tem uma importância grande, pois pode nos levar aonde desejamos ir e aonde não desejamos ir.

Para simplificar, vou classificar como pensamentos destrutivos e construtivos.

Os destrutivos são aqueles que limitam seu entusiasmo pela vida, criam ou sustentam crenças irracionais que não permitem que você veja o que está de fato à sua frente, e filtram a realidade com julgamentos e preconceitos. Podem impedir você de enxergar possibilidades e saídas, mesmo que sejam evidentes.

Como construtivos, agrupo aqueles que criam possibilidades de crescer, expandir sua vida, bem como suas realizações pessoais. São os que trazem amor e felicidade e criam chances e ambiente favorável para que o que há de melhor possa acontecer.

Os pensamentos alimentam boas atitudes que abrem o coração e sua capacidade de maravilhar-se com as belezas simples que a vida tem, e que são como um alento frente às vicissitudes do caminho. Eles criam olhos para a prosperidade e beleza espiritual – aquela que permite nos regozijarmos em momentos simples, vendo uma criança sorrindo, sentindo o conforto de uma amizade, reconhecendo uma chuva gostosa, a mão firme que segura a outra, um gesto de apoio humano, o sol brilhando atrás das nuvens, a imensidão do céu por trás do horizonte.

É a partir desse discernimento entre pensamentos e atitudes construtivas e destrutivas que apresento os ensinamentos yogues aos meus alunos. E sempre começo pelo corpo.

Quando ensino, mostro logo o quanto você pode perceber melhor uma parte do corpo e conseguir mais movimento nela. Muitos alunos nunca haviam sequer sentido aquela parte e portanto não sabiam que ela existia. Depois, ensino que você consegue mover várias partes ao mesmo tempo, com a consciência em todas ao mesmo tempo. Isso muda totalmente sua perspectiva. Em um terceiro momento, ensino como trazer o corpo todo para dentro da sua consciência.

Como assim?

Este é um passo que considero efetivo para a espiritualidade: o momento em que você traz todo o corpo para dentro de algo que você percebe como uma *consciência maior*. Esse aumento da sua visão interna indo da parte para o todo, na prática mostra que você não é só alguém que carrega um aglomerado de pensamentos e preocupações fundamentados por uma lógica pessoal de dores e prazeres. Antes de tudo, revela que você é algo maior e mais poderoso, e que tem uma *consciência que,* envolvendo o corpo, pode afastar e dissolver padrões de pensamentos e comportamentos viciados que sustentam tantos tipos de limitações.

Pelos yogasanas você faz amizade com essa *consciência* e a reconhece como algo maior do que os pensamentos e como algo com poder de abraçá--los em vez de ser por eles abraçado, que pode perceber os pensamentos, observar as emoções sem ser dominado por elas. O yoga traz a luz da consciência para iluminar as partes sombrias dos seus pensamentos.

Essa é a luz do discernimento, da criatividade, é a luz que está nos órgãos de percepção, é também "a luz dos olhos meus e a luz dos olhos teus resolvem se encontrar", cantada nos versos do poeta Vinicius de Moraes.

O exercício de estabelecer-se nessa consciência através do corpo físico nos yogasanas em duplas é muito simples e concreto, por isso, quando praticamos, conseguimos nos enraizar nela. Aí percebemos os pensamentos que vêm somente como algo a mais e distinto do corpo. Vemos que eles são uma parte e não um todo, e que operam como tantas outras coisas funcionais operam. O estômago digere, o coração bomba sangue, o pulmão respira e a mente pensa. Simples assim.

Para mim, isso é uma "espiritualidade funcional" que pode ser praticada agora onde você está e que não está restrita aos templos, sistemas religiosos ou rituais sacerdotais. Pode ser praticada imediatamente, cumprindo os apelos que os asanas trazem para nos aproximarmos da presença do nosso corpo sagrado, pelas diferentes sensações que nele afloram.

Mas o que nos afasta dessa consciência do sagrado do corpo tão facilmente?

O excessivo pensar de uma mente viciada e treinada a pensar bastante. O modelo vigente em nossa cultura atual justifica tudo pelo pensamento. Ocorre o esquecimento de como sentir mais, perceber mais, amar mais, poder reconhecer e respeitar esse lugar chamado corpo humano, nossa real morada.

E o que nos aproxima da consciência do sagrado no outro?

Quando você se permite praticar em dupla, está dignificando esse local sagrado, esse templo que denominamos de corpo humano, em você e no outro.

Meu chamado é para nos relacionarmos com essa consciência por meio da percepção do corpo, do toque, da vibração ou da sua temperatura. Do seu e do corpo do outro.

Quando oriento você e seu parceiro a realizarem uma postura em dupla, com fotos, linhas e setas desenhadas, para você girar uma perna para cá e um braço para lá, é para que isso tudo no final gere espaço interno para seus órgãos e firmeza nas articulações. Mas é também para ampliar a sua consciência e reconhecer que você pode, através do sentir e perceber, do sentir e agir, pelo movimento consciente, entrar em contato com essa sabedoria subjacente que é o *prana* – sua energia vital.

O *prana* comanda com onisciência esse complexo corpo humano com seu metabolismo, homeostase e sistemas respiratório, cardiovascular, digestivo, hormonal, neurológico, imunológico, em que todos se comunicando todo o tempo mantêm como meta a chama da vida acesa.

Confesso que quando pratico essas posturas em dupla ou sozinho, minha vontade de focar em cada movimento é alimentada pelas lembranças dessas dimensões colossais que abraçam tanto mistério. O mistério dentro de mim, que está bem perto de onde a fronteira da matéria se funde com a fronteira da energia. É como quando, bem cedo, numa manhã com neblina, não conseguimos delimitar onde a linha do horizonte divide o mar do céu. Sabemos que está lá, mas não conseguimos distinguir.

O acesso à espiritualidade que trago neste livro é instrumental. É como uma ferramenta cirúrgica para agir com precisão e não se restringe a conceitos, fé, dogmas nem teorias. É feita de movimentos visíveis, nos quais você vai sentir os efeitos e benefícios fisiológicos também na sua cadeia ósseo--muscular. Gosto do ensinamento que instrumentaliza você neste exato momento, o instante em que você toca seu corpo com a sua consciência.

As perguntas mais comuns que faço aos meus alunos são:

Vamos fazer? Vamos praticar?

Minha *expertise* é criar oportunidades e vias de percepção pelos músculos, pele e movimentos do corpo e da respiração para que você possa acessar sua consciência através do corpo aqui, ali e em todo e qualquer lugar que você estiver. Chamo isso de "espiritualidade da experimentação".

O toque não propõe algo para amanhã ou depois de amanhã, é um chamado para sua percepção enraizar-se no "agora". Mais rápido que um som, uma palavra, um aroma, uma imagem, ele mostra que você está aqui e não, como permite o mundo dos pensamentos, acreditar estar no ontem ou no amanhã, e isso é um poder que também o torna sagrado.

Lembre-se sempre: yoga é ação.

Yoga é ação porque é onde se aprende yoga: na ação!

É possível aprender a nadar sem água?

É possível bater asas e voar sem o ar e sem a força da gravidade?

O campo do yoga é seu corpo, o mundo em si, e são as técnicas como as posturas, a respiração e a meditação que nos trazem de volta sempre para o curso da vida pulsante com seu fluxo contínuo.

A espiritualidade elevada está em perceber o curso da vida, respeitá-la, conhecer seus ritmos internos e externos e compartilhar com os outros seres humanos.

CAPÍTULO 4

Recomendações e advertências antes de praticar

Nesta parte do livro você começa a prática. Espero que a leitura das três partes anteriores tenha inspirado você a praticar e trazido luz em como praticar. Há muitos anos ministro palestras e cursos e sempre enfatizo que:

"O importante não é o que fazemos, mas como fazemos."

Nos yogasanas não é diferente, e o importante também não é só qual fazer, mas como fazer.

Por isso você encontrará em cada asana a foto ilustrativa da postura mostrando os acessórios, quando necessários, as instruções de como realizá-la, grau de dificuldade de execução e contraindicações.

Incluímos um mapa visual dos termos indicativos das partes do corpo conforme são mencionadas nas instruções.

Antes de praticar, se necessário, consulte um profissional de saúde para garantir que você está apto a iniciar. Como nem sempre é fácil explicar o que você está querendo dizer por causa da quantidade de linhas e métodos de yoga que existem, sugiro que você leve este livro e mostre as fotos ao profissional.

Lembre-se de que o yoga é para toda a vida e não deve haver pressa nem pular degraus nessa escalada.

Respeite seus limites!

É fundamental aumentar o tempo de permanência gradativamente, então esse tempo maior virá à medida que você praticar com regularidade.

Os dois praticantes devem ter, dentro do possível, o estômago e intestinos vazios, ou seja, praticar duas ou três horas depois de uma refeição, e ter evacuado. Se tiver comido apenas um lanche ou tomado um suco, considere um tempo menor de espera.

Procure não beber água e nenhum líquido durante e entre uma postura e outra. Mesmo a água ativa nosso sistema digestivo. Se a sede for intensa, apenas molhe a boca e seja paciente. Para facilitar, vamos resumir: quanto mais seu sistema digestivo estiver vazio, melhor.

Toda a prática deve ser feita em um piso confortável. Com isso, quero dizer que superfícies duras e frias podem ser desconfortáveis e inapropriadas para posturas deitadas e sentadas. Um piso escorregadio vai prejudicar as posturas para quem estiver em pé. As esteiras à venda em sites de yoga, de material aderente, são funcionais e resolvem essas questões.

Como já disse, os asanas em duplas devem ter cuidados recíprocos. O melhor deles é estar presente ao fazer e ao ajudar. Manter a atenção no que está fazendo é o maior e melhor respeito.

Nas descrições dos asanas, a pessoa que está executando a postura é chamada de "A", e a pessoa que auxilia e dá suporte é chamada de "B".

A nomenclatura dos asanas foi estabelecida para facilitar o uso deste livro e não segue padrões de outros sistemas de yoga.

Também existe uma classificação do grau de dificuldade das posturas para auxiliar e melhor orientar a dupla.

Os asteriscos em cada asana significam:

* e ** = iniciante

*** e **** = intermediário

Preste especial atenção às advertências na descrição de como executar cada postura, pois várias delas têm contraindicações.

O tempo recomendado em cada postura (em pé, sentado ou deitado) é de dois minutos para posturas sem lateralidade, e um minuto para cada lado quando há indicações para lateralidade. Para relaxamento final e posturas invertidas, o tempo recomendado é 5 a 10 minutos. <u>Esse tempo é contado sempre depois que a dupla entrar na posição correta. Iniciantes podem reduzir o tempo pela metade.</u> Quando avançar em sua prática e sentir segurança, aumente esses tempos naturalmente.

Sobre a respiração nos asanas, consulte o subtítulo Respiração (Capítulo 3).

Se tiver dúvidas posturais ou sobre como utilizar os acessórios, observe as fotos e consulte o subtítulo Acessórios e alinhamento (Capítulo 1).

Para a prática como suporte terapêutico, consulte o Capítulo 5, no final do livro.

Algumas posturas são contraindicadas às mulheres durante o período menstrual, e isso estará assinalado nas instruções da respectiva página.

Desde o início de 2003, tenho mantido um curso de formação de professores em São Paulo. Caso precise de orientação, recomendo os professores que cursaram e se formaram nesse curso. Nesse longo período, muitos desses professores se atualizaram com a forma e conteúdo que utilizo para ensinar yoga.

Se você está enfermo, fatigado ou sem energia, vá devagar. Isto é, seja gentil e prudente com você mesmo e preste atenção redobrada aos passos descritos para a execução da postura.

Se surgir alguma dor ou mal-estar, agudos ou persistentes, é recomendável procurar um médico imediatamente para orientá-lo melhor antes de voltar a praticar.

No fim do livro existe um índice remissivo com os principais asanas.

Tenham uma boa parceria e boa prática!

Mapa visual dos pontos anatômicos

FIGURA 1

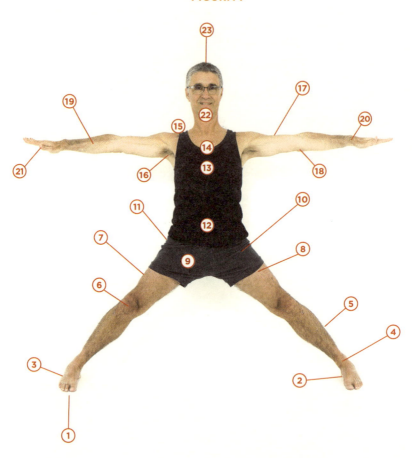

1. Planta do pé
2. Arco do pé
3. Lateral externa do pé
4. Tornozelo
5. Perna
6. Joelho anterior
7. Coxa
8. Parte superior anterior da coxa
9. Virilha
10. Região do púbis
11. Cristas ilíacas
12. Abdome
13. Esterno
14. Parte alta do peito
15. Ombro anterior
16. Axila
17. Braço
18. Cotovelo
19. Antebraço
20. Punho
21. Palma da mão
22. Queixo
23. Topo da cabeça

FIGURA 2

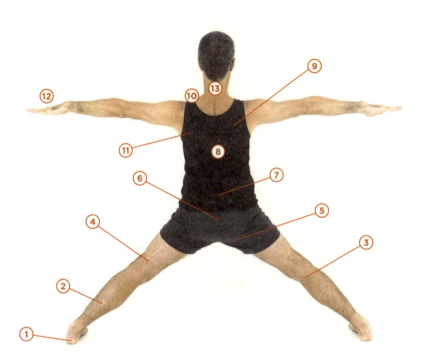

1. Calcanhar
2. Panturrilha
3. Joelho posterior
4. Coxa posterior
5. Ísquio
6. Região do sacro
7. Lombar
8. Caixa torácica
9. Escápula
10. Ombro posterior
11. Tríceps
12. Dorso da mão
13. Nuca

Asanas em duplas

Asana 1
Supta Urdhva Hastasana

Classificação *
Supta = deitado
Urdhva = para cima
Hasta = mãos

A Deite-se de costas com os pés juntos contra a parede e as pernas esticadas. Estique os braços ao lado das orelhas e segure nos tornozelos de B.

B Em pé, com os pés afastados na largura dos ombros de A, dê um passo para trás e estique os braços de A sem tirar os pés dele da parede.

A Deixe os pés firmes na parede com os artelhos bem afastados e os quadríceps contraídos, mantendo a coxa posterior no chão.

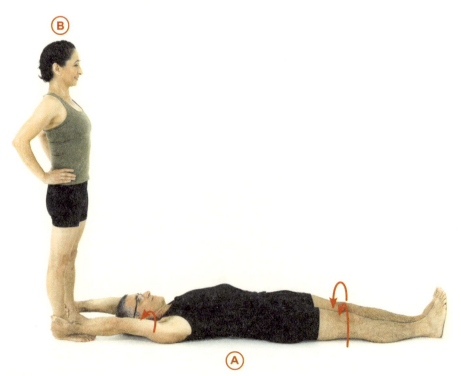

Asana 2
Supta Urdhva Hastasana

Classificação *
Supta = deitado
Urdhva = para cima
Hasta = mãos

A Deite-se de costas em um cobertor, apoie a região lombar e a cabeça nele. Deixe os pés unidos contra a parede, pernas esticadas, coxas firmes girando para dentro. Mantenha os braços esticados para trás, com um cinto afivelado no meio dos antebraços, palmas das mãos voltadas para dentro. Estique o cinto.

B Alinhe o corpo de A numa reta e auxilie na colocação do cinto nos antebraços. Faça uma manobra elevando do chão uma das escápulas e puxe-a para fora. Repita do outro lado.

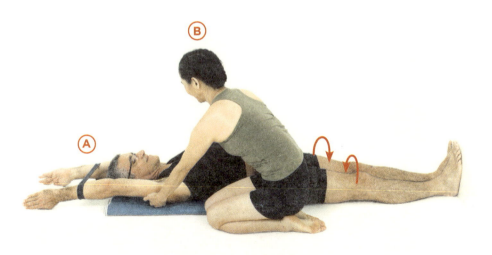

Asana 3
Supta Urdhva Hastasana

Classificação *
Supta = deitado
Urdhva = para cima
Hasta = mãos

A Deite-se de costas em dois cobertores, apoie a região lombar e a cabeça neles. Deixe os pés unidos contra a parede, pernas esticadas, coxas firmes girando para dentro. Mantenha os braços esticados para trás, com um cinto afivelado no meio dos antebraços, palmas das mãos voltadas para dentro. Estique o cinto.

B Alinhe o corpo de A numa linha reta e auxilie na colocação do cinto nos antebraços. Faça uma manobra elevando do chão uma das escápulas e puxe-a para fora. Repita do outro lado. Em pé, com os pés afastados na largura dos ombros de A, dê um passo para trás sem tirar os pés de A da parede.

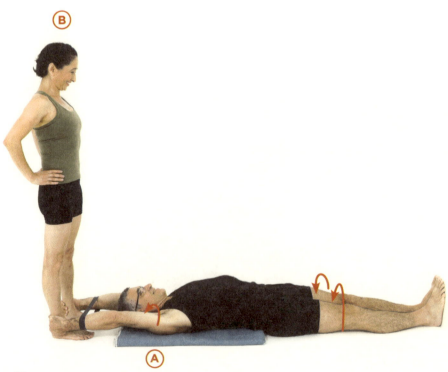

Asana 4
Supta Padangusthasana I

Classificação *
Supta = deitado
Pada = pé
Angustha = dedão

A Deite-se de costas com os pés juntos contra a parede e as pernas esticadas. Estique os braços ao lado das orelhas e segure nos tornozelos de B.

B Em pé, com os pés afastados na largura dos ombros de A, dê um passo para trás e estique os braços de A sem tirar o pé da parede.

A Flexione o joelho direito e estique a perna para cima em 90 graus. Mantenha o pé esquerdo empurrando a parede, joelho para cima e coxa firme no chão.

B Passe o cinto no calcanhar direito de A e ajude a manter a perna esticada em 90 graus.

A Contraia a coxa direita, empurre o ísquio direito em direção ao calcanhar esquerdo e mantenha os dois lados do quadril alinhados.

A e **B** Repitam do outro lado.

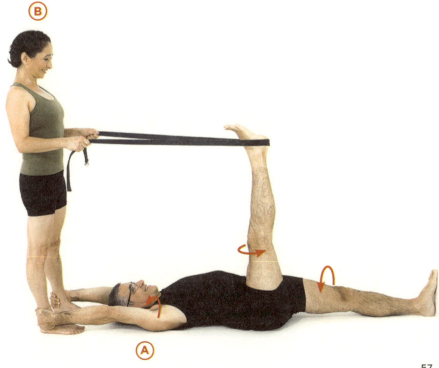

Asana 5
Supta Padangusthasana II

Classificação **
Supta = deitado
Pada = pé
Angustha = dedão

A Deite-se de costas com os pés juntos contra a parede e as pernas esticadas. Flexione o joelho direito, passe o cinto no arco do pé e estique a perna para cima em 90 graus. Mantenha a perna e o pé esquerdos esticados, joelho para cima e coxa firme no chão. Segure o cinto com a mão direita próximo ao pé e estenda o braço esquerdo na linha do ombro com a palma da mão para cima. Abaixe a perna direita para o lado direito, apoie a coxa no almofadão e deixe o cotovelo alinhado com o ombro. Mantenha a coxa firme e o lado externo do pé paralelo ao chão. Empurre o ísquio direito em direção ao calcanhar esquerdo.

B Incline-se para a frente e, com a mão esquerda, pressione a parte interna da coxa direita de A em direção ao almofadão. Com a mão direita, pressione a coxa anterior e superior de A em direção ao solo.

A e **B** Repitam do outro lado.

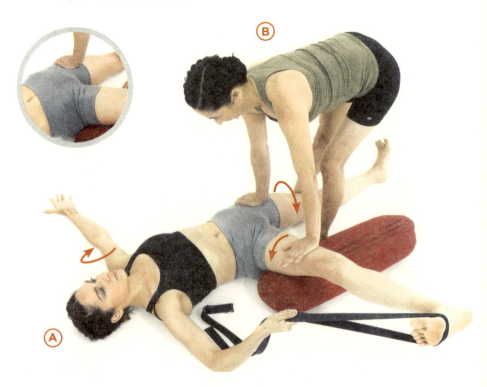

Asana 6
Supta Padangusthasana III

Classificação ***
Supta = deitado
Pada = pé
Angustha = dedão

A Deite-se de costas com os pés juntos contra a parede e as pernas esticadas. Flexione o joelho direito, passe o cinto no arco do pé e estique a perna para cima em 90 graus. Mantenha o pé esquerdo empurrando a parede, joelho para cima e coxa firme no chão. Segure o cinto com a mão esquerda próximo ao pé e estenda o braço direito na linha do ombro com a palma da mão para baixo. Abaixe a perna direita para o lado esquerdo e apoie o cotovelo esquerdo no chão, na linha do ombro. Gire a perna esquerda para fora levando o dedinho do pé ao chão. Empurre o ísquio direito em direção ao calcanhar esquerdo.

B Em pé, coloque o tornozelo esquerdo na altura da coxa direita de A e ajude a manter a postura estendida e alinhada da perna. Com a perna direita, ajude a sustentar a postura da perna direita de A.

A e **B** Repitam do outro lado.

Contraindicação: período menstrual.

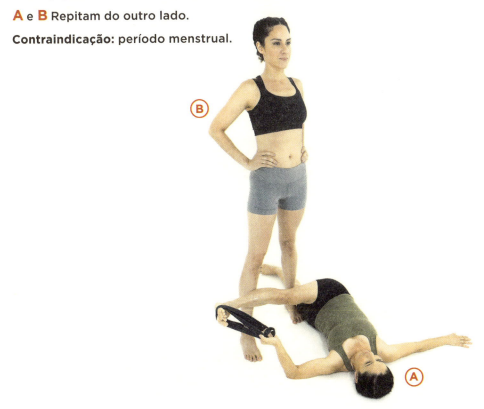

Asana 7
Supta Padangusthasana III

Classificação ***
Supta = deitado
Pada = pé
Angustha = dedão

A Deite-se de costas com os pés juntos contra a parede e as pernas esticadas. Flexione o joelho direito, passe o cinto no arco do pé e estique a perna para cima em 90 graus. Mantenha o pé esquerdo empurrando a parede, joelho para cima e coxa firme no chão. Segure o cinto com a mão esquerda próximo ao pé e estenda o braço direito na linha do ombro com a palma da mão para baixo. Abaixe a perna direita para o lado esquerdo e apoie o cotovelo esquerdo no chão, na linha do ombro. Gire a perna esquerda para fora levando o dedinho do pé ao chão. Empurre o ísquio direito em direção ao calcanhar esquerdo.

B Em pé, coloque o tornozelo esquerdo na altura da coxa direita de A e ajude a manter a postura estendida e alinhada da perna. Com a perna direita, ajude a sustentar a postura da perna direita de A. Incline-se e, com a mão esquerda, puxe o quadril (pela virilha) do lado direito de A em direção ao calcanhar esquerdo, alinhando o quadril.

A e **B** Repitam do outro lado.

Contraindicação: período menstrual.

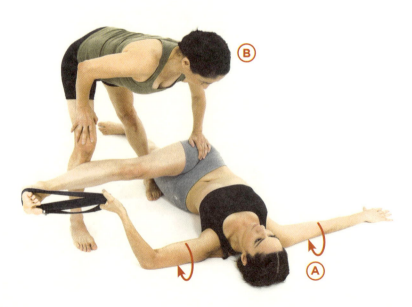

Asana 8

Eka Pada Pavanamuktasana

Classificação *
Eka = um
Pada = pé
Pavana = gases intestinais
Mukta = liberar

A Deite-se de costas no solo com as pernas unidas e esticadas. Estique os braços firmes ao lado das orelhas com o dorso das mãos no chão. Dobre o joelho direito.

B Coloque um cinto afivelado por toda a virilha direita de A. Posicione o tornozelo esquerdo dentro do cinto e o pé direito do lado externo da perna esquerda de A, para mantê-la alinhada ao quadril. Ajuste o arco do pé de A no seu joelho esquerdo e encontre uma postura estável. Devagar, puxe a virilha de A em sua direção e observe o alinhamento entre os dois lados do quadril. Com o pé direito, ajude a manter a perna esquerda de A alinhada à lateral do quadril.

A Gire a coxa da perna esticada para dentro. Observe o alongamento nos dois lados do tronco.

A e **B** Repitam do outro lado.

Contraindicação: período menstrual.

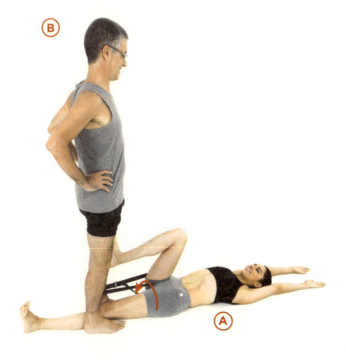

Asana 9
Dwi Pada Pavanamuktasana

Classificação **
Dwi = dois
Pada = pé
Pavana = gases intestinais
Mukta = liberar

A Deite-se de costas no chão com as pernas unidas. Estique os braços na altura dos ombros com a face e as palmas das mãos voltadas para cima. Flexione os joelhos em direção ao peito e mantenha as coxas unidas. Cuidado para não elevar a região do sacro do chão.

B Sente-se nas coxas superiores e posteriores de A, próximo do início das nádegas. Mantenha os pés e as pernas paralelos e afastados na largura do quadril e a coluna ereta. Repouse as mãos sobre as coxas. Certifique-se de que a região do sacro de A não saia do chão.

Contraindicação: período menstrual.

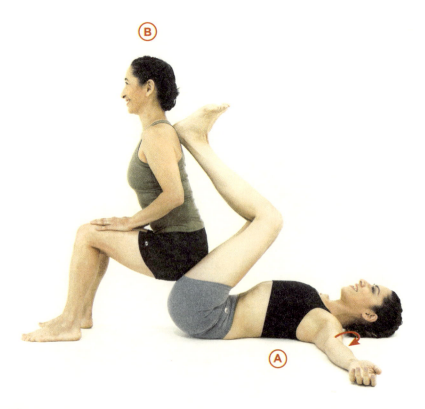

Asana 10

Dwi Pada Pavanamuktasana

Classificação **
Dwi = dois
Pada = pé
Pavana = gases intestinais
Mukta = liberar

A Deite-se de costas no chão com as pernas unidas. Estique os braços na altura dos ombros com a face e as palmas das mãos voltadas para cima. Flexione os joelhos em direção ao peito e mantenha as coxas unidas. Cuidado para não elevar a região sacral do chão.

B Em pé, apoie as palmas das mãos no meio das pernas de A. Com o peso do corpo, empurre as pernas de A para baixo. Cuide para que a região sacral de A não saia do chão.

Contraindicação: período menstrual.

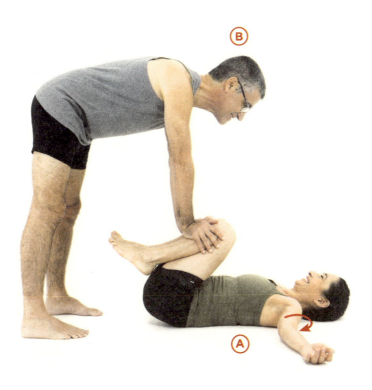

Asana 11
Jathara Parivartanasana

Classificação **
Jathara = região do estômago, vísceras
Parivartana = rolando

A Deite-se de costas no chão com as pernas unidas e esticadas. Estenda os braços ao lado dos ombros, palmas das mãos e face voltadas para cima. Flexione os joelhos e aproxime as coxas do peito e os calcanhares das nádegas, mantenha as plantas e os dedos dos pés abertos e os joelhos unidos. Na expiração, faça a torção levando os joelhos em direção à axila direita. Mantenha os ombros e as escápulas no chão e os joelhos unidos.

B Em pé, posicione a canela direita no arco dos pés de A. Pressione seus pés, empurrando os joelhos de A em direção à axila direita. Coloque as mãos na cintura com os cotovelos para trás e mantenha a postura ereta da coluna.

A e **B** Repitam do outro lado.

Contraindicação: período menstrual.

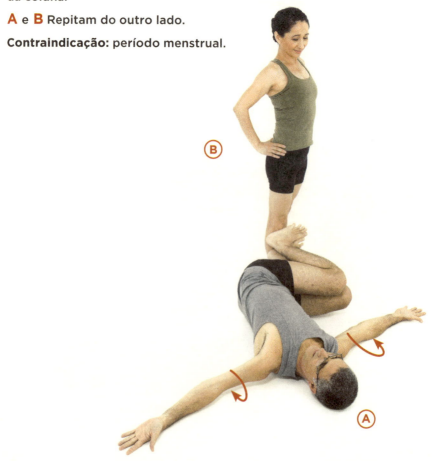

Asana 12
Jathara Parivartanasana

Classificação **
Jathara = região do estômago, vísceras
Parivartana = rolando

A Deite-se de costas no chão com as pernas unidas e esticadas. Estenda os braços ao lado dos ombros, palmas das mãos e face voltadas para cima. Flexione os joelhos e aproxime as coxas do peito e os calcanhares das nádegas, mantenha as plantas e os dedos dos pés abertos e os joelhos unidos. Na expiração, faça a torção levando os joelhos em direção à axila direita. Mantenha os ombros e as escápulas no chão e os joelhos unidos.

B Em pé, separe as pernas e posicione a canela da perna esquerda nos arcos do pé de A. Pressione os pés de A empurrando os joelhos dele em direção à axila direita. Incline-se, flexionando os joelhos. Apoie a mão direita sobre o ombro esquerdo de A e empurre-o para o chão.

A e **B** Repitam do outro lado.

Contraindicação: período menstrual.

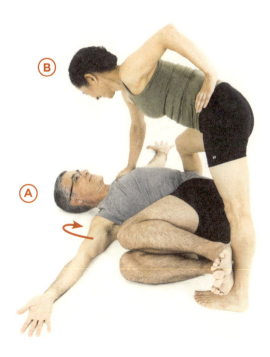

Asana 13
Jathara Parivartanasana

Classificação ***
Jathara = região do estômago, vísceras
Parivartana = rolando

A Deite-se de costas no chão com as pernas unidas e esticadas. Estenda os braços ao lado dos ombros, palmas das mãos e face voltadas para cima. Flexione os joelhos e aproxime as coxas do peito e os calcanhares das nádegas, mantenha as plantas e os dedos dos pés abertos e os joelhos unidos. Estenda as pernas em 90 graus e mantenha a região sacral no chão. Contraia os quadríceps, gire as coxas para dentro e mantenha os joelhos esticados. Na expiração, torça descendo as pernas unidas e esticadas até o chão e os pés unidos em direção à mão direita. Permaneça com os ombros e as escápulas no chão.

B Em pé, afaste as pernas e posicione a parte interna da perna esquerda nas coxas posteriores de A. Com a mão esquerda, pressione o ombro direito de A no chão, mantendo a torção.

A e **B** Repitam do outro lado.

Contraindicação: período menstrual, protusão e hérnia discal (lombar e torácica).

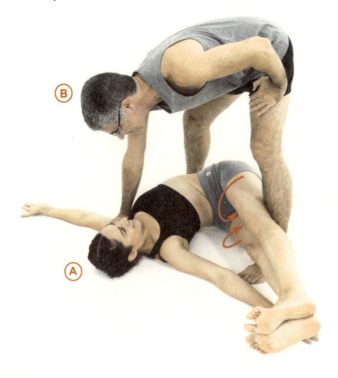

Asana 14
Chatuspadasana

Classificação **
Chatus = quatro
Pada = pé

A Deite-se de costas, coloque um cinto afivelado acima dos joelhos e flexione-os com os pés afastados na largura do quadril. Deixe os braços esticados ao lado do tronco. Com os calcanhares firmes no solo, eleve o quadril e ao mesmo tempo estique o cinto. Entrelace os dedos das mãos abaixo do quadril e estique os braços, empurrando-os para baixo.

B Sente-se atrás de A e passe o cinto afivelado nas costas e na altura das escápulas de A. Segure nas alças do cinto e coloque os pés nos ombros de A, mantendo-os para dentro e para baixo. Puxe o cinto em sua direção, ao mesmo tempo que empurra os pés contra os ombros de A.

Contraindicação: lesões nos ombros e período menstrual.

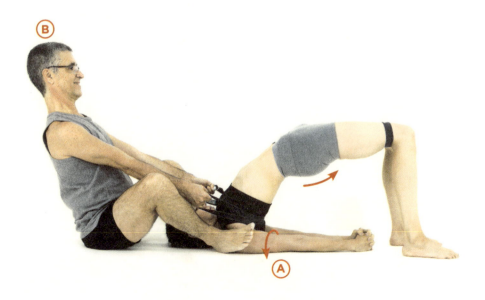

Asana 15
Chatuspadasana

Classificação **
Chatus = quatro
Pada = pé

Use como referência o asana 14

A Deite-se de costas, coloque um cinto afivelado acima dos joelhos e flexione-os com os pés afastados na largura do quadril. Deixe os braços esticados ao lado do tronco. Com os calcanhares firmes no solo, eleve o quadril e ao mesmo tempo estique o cinto. Entrelace os dedos das mãos abaixo do quadril e estique os braços empurrando-os para baixo.

B Em pé, passe o cinto afivelado na região do sacro de A. Segurando nas alças, puxe o quadril de A para cima e para trás sem elevar os ombros de A do chão.

Contraindicação: lesões nos ombros e período menstrual.

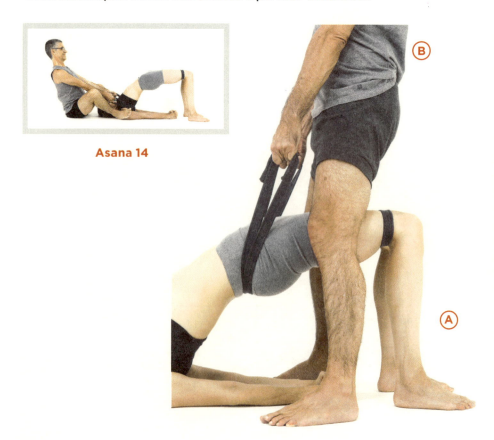

Asana 14

Asana 16
Eka Pada Bhekasana

Classificação **
Eka = um
Pada = pé
Bheka = sapo

A Deite-se de barriga para baixo com as costelas apoiadas no almofadão e as pernas esticadas. Posicione os cotovelos flexionados abaixo dos ombros e mantenha os braços na posição vertical, os antebraços paralelos ao chão e as palmas das mãos para baixo. Pressione os antebraços contra o chão elevando o alto do peito, afaste os ombros do pescoço e gire-os em direção às costas. Com as pernas esticadas e joelhos levemente afastados, pressione a região do púbis contra o chão sem contrair as nádegas. Mantenha essas posições durante a permanência na postura.

B Em pé, afaste as pernas e incline-se para a frente. Flexione a perna direita de A e com a mão direita ajude a manter os joelhos de A próximos. Apoie a mão esquerda entre o dorso e os dedos do pé de A. Leve o calcanhar de A ao lado do quadril, em direção ao solo.

A e **B** Repitam do outro lado.

Contraindicação: lesões nos joelhos, tornozelos e período menstrual.

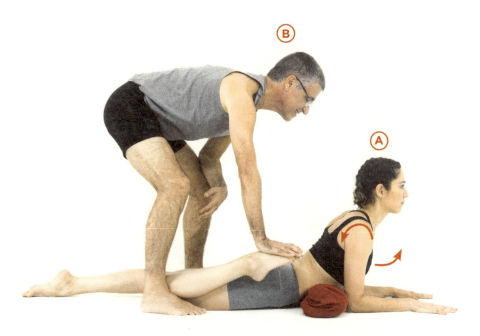

Asana 17
Bhekasana

Classificação ***
Bheka = sapo

A Deite-se de barriga para baixo com as costelas apoiadas no almofadão e as pernas esticadas. Posicione os cotovelos flexionados abaixo dos ombros e mantenha os braços na posição vertical, os antebraços paralelos ao chão e as palmas das mãos para baixo. Pressione os antebraços contra o chão elevando o alto do peito, afaste os ombros do pescoço e gire-os em direção às costas. Com as pernas esticadas e os joelhos levemente afastados, pressione a região do púbis contra o chão sem contrair as nádegas. Mantenha essas posições durante a permanência na postura.

B Posicione os pés nas laterais externas dos joelhos de A mantendo as coxas de A levemente afastadas. Coloque as mãos nos dorsos dos pés e próximo aos dedos de A, leve os calcanhares de A ao lado do quadril, em direção ao chão.

Contraindicação: lesões nos joelhos, tornozelos e período menstrual.

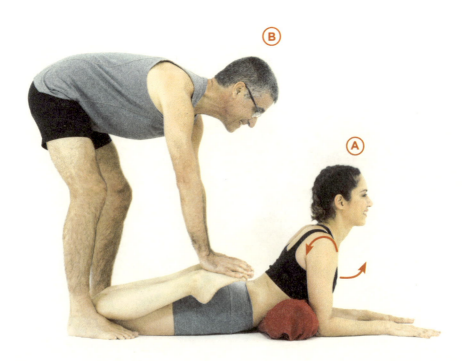

Asana 18
Bhujangasana

Classificação **
Bhujanga = cobra

A Deite-se de barriga para baixo, pernas estendidas e testa no chão. Coloque as mãos ao lado do peito com os cotovelos para cima.

B Sente-se nas panturrilhas de A, ajude com os joelhos a manter as pernas de A unidas. Coloque o cinto nas escápulas de A, passe o cinto por dentro das duas axilas, envolvendo a parte da frente dos ombros em direção às escápulas (ver asana 94). Cruze o cinto no meio das escápulas e tracione para trás e para baixo à medida que A eleva a caixa torácica, direcionando o movimento dos ombros de A para as escápulas e as escápulas em direção ao peito.

A Contraia e gire as coxas para dentro. Mantenha a região púbica em direção ao chão sem contrair as nádegas. Pressione as palmas das mãos no chão e mantenha os cotovelos para trás. Sem esticar os braços, eleve o alto do peito e o topo da cabeça para cima. Mantenha a região púbica no chão.

Contraindicação: período menstrual, hérnia ou protusão discal na região lombar.

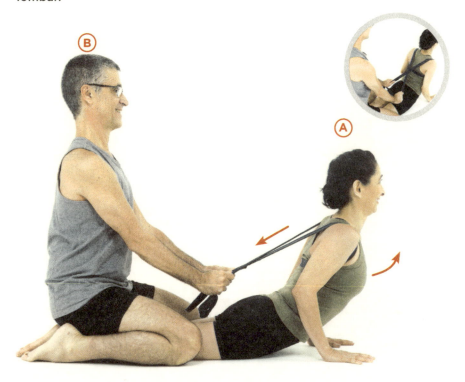

Asana 19
Salabhasana

Classificação ***
Salabha = gafanhoto

A Deite-se de barriga para baixo, pernas estendidas, braços ao lado do tronco e testa no chão.

B Em pé, flexione os joelhos e segure entre os antebraços e punhos de A. Puxe o tronco de A para trás e para cima, ao mesmo tempo sente-se no almofadão, nos tornozelos de A.

A Contraia e gire as coxas para dentro e deixe os joelhos esticados. Mantenha a região do púbis em direção ao chão sem contrair as nádegas. Mantenha os ombros afastados do pescoço e empurre as escápulas em direção ao peito. Eleve o esterno e o topo da cabeça para cima.

Contraindicação: período menstrual, hérnia ou protusão discal na região lombar e lesões nos ombros.

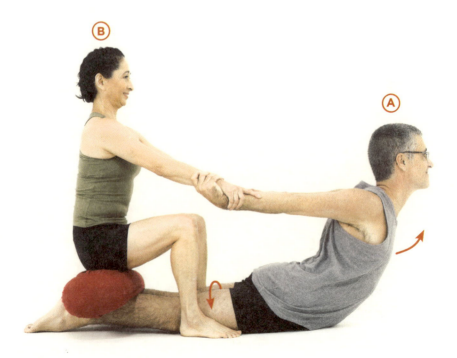

Asana 20
Makarasana

Classificação ***
Makara = crocodilo

A Deite-se de barriga para baixo, pernas unidas e estendidas, testa apoiada sobre as mãos.

B Sente-se em um almofadão, nos tornozelos de A. Com o cinto afivelado, envolva as escápulas passando por dentro das duas axilas e pela parte da frente dos ombros de A (ver asana 94). Cruze o cinto próximo a uma das mãos e segure por dentro.

A Posicione as mãos entrelaçadas na base do crânio (osso occipital do crânio). Com os cotovelos para trás, levante o alto do peito à medida que B eleva a caixa torácica com o cinto. Contraia e gire as coxas unidas para dentro, mantenha a região púbica no chão sem contrair as nádegas.

B À medida que A levanta o peito, puxe o cinto em sua direção. Mantenha a coluna ereta e a postura estável.

Contraindicação: período menstrual, hérnia ou protusão discal na região lombar.

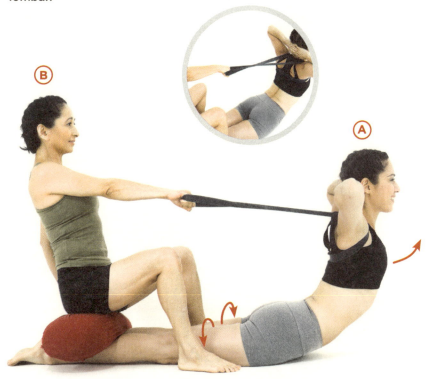

Asana 21
Salabhasana

Classificação ***
Salabha = gafanhoto

A Deite-se de barriga para baixo com um cinto afivelado nos tornozelos, dorso dos pés no solo e braços esticados para a frente.

B De pé, em frente de A, pernas afastadas e joelhos flexionados, segure o bastão próximo ao solo.

A Com as mãos afastadas na linha dos ombros, segure o bastão por cima.

B Estique as pernas, puxe o bastão para cima, em sua direção, auxiliando a elevação do tronco de A.

A Mantenha a região púbica no solo, pernas esticadas e dorso dos pés no chão.

Ao expirar, para sair da postura, A desce o tronco com B mantendo a tração do bastão para a frente e direcionando o bastão para baixo.

Contraindicação: hérnia ou protusão discal na região lombar e período menstrual.

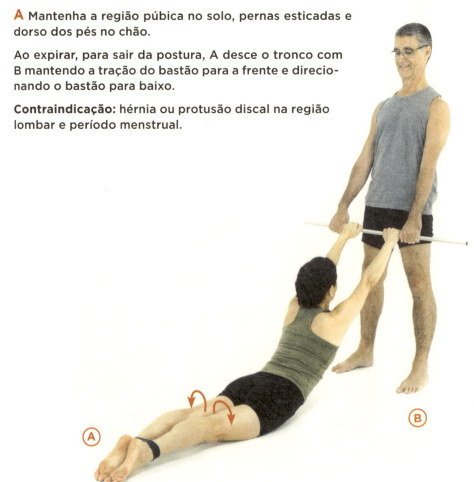

Asana 22
Salabhasana

Classificação ***
Salabha = gafanhoto

A Deite-se de barriga para baixo com o dorso dos pés no chão e braços esticados para a frente.

B Agachado, empurre os tornozelos de A para baixo.

A Eleve o peito do chão e apoie as mãos no assento da cadeira, em seguida eleve os braços esticados acima do assento fazendo uma extensão da coluna para a frente e para cima. Mantenha a região púbica no solo.

B Para sair da postura, B mantém a firmeza do apoio nos tornozelos de A, que desce primeiro as mãos na cadeira e depois ao solo.

Contraindicação: hérnia ou protusão discal na região lombar e período menstrual.

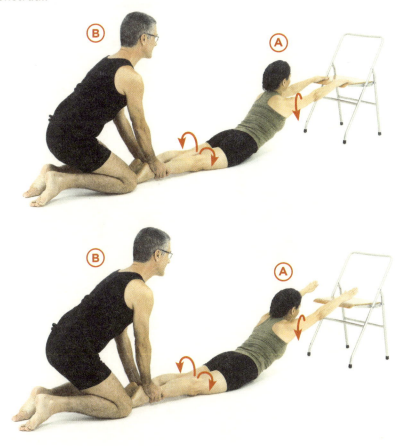

Asana 23
Urdhva Prasarita Padasana

Classificação **
Urdhva = para cima
Prasarita = estendido
Pada = pé

A Deite-se de costas com os pés juntos e as pernas esticadas. Estique os braços ao lado das orelhas e segure nos tornozelos de B.

B Em pé, com os pés afastados na largura dos ombros de A, dê um passo para trás e estique os braços de A.

A Flexione os joelhos em direção ao peito e mantenha as coxas unidas. Estenda as pernas em 90 graus sem elevar a região do sacro. Mantenha a postura girando as coxas para dentro, quadríceps contraídos e joelhos esticados.

B Caminhe bem pouquinho para trás para ajudar A a manter a região lombar totalmente colada no chão.

Contraindicação: período menstrual, cólica e diarreia.

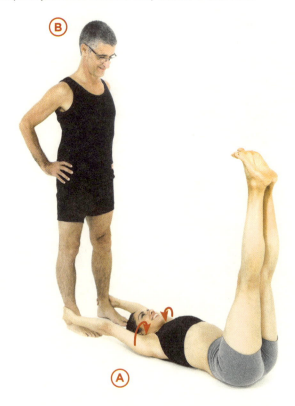

Asana 24
Savasana (variação pronada)

Classificação *
Sava = cadáver

A Deite-se de barriga para baixo com o almofadão abaixo da região do púbis. Mantenha as pernas afastadas e relaxadas. Coloque os braços na linha dos ombros com os cotovelos flexionados.

B Em pé, pressione com uma das mãos a região sacral de A em direção ao cóccix.

Contraindicação: período menstrual.

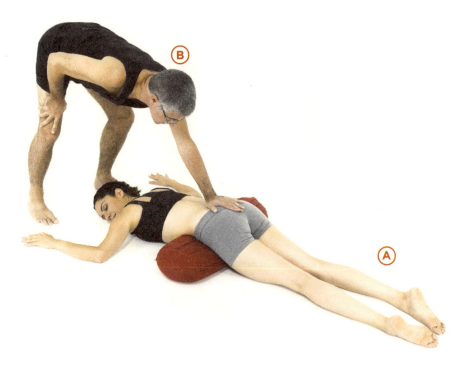

Asana 25
Swastikasana

Classificação *
Swastika = auspicioso

A Sente-se no chão, pernas unidas e esticadas para a frente, braços esticados com as mãos apoiadas no chão ao lado do quadril. Flexione os joelhos cruzando as pernas. Aproxime os calcanhares das nádegas. Apoie as mãos no chão, ao lado do quadril. Eleve o tronco, mantendo os ombros distantes das orelhas e o topo da cabeça para o teto.

B Em pé, flexione os joelhos apoiando-os nas escápulas de A; empurre-as e incline o tronco para a frente. Conduza as mãos de A para trás do seu pescoço. Apoie as mãos nas coxas. Eleve o tronco esticando os braços de A, relaxe o pescoço e evite forçar a lombar trazendo-a à posição convexa.

A Relaxe as coxas no chão, posicione a cabeça para trás alinhando a base do crânio com o osso sacro da coluna, queixo paralelo ao solo.

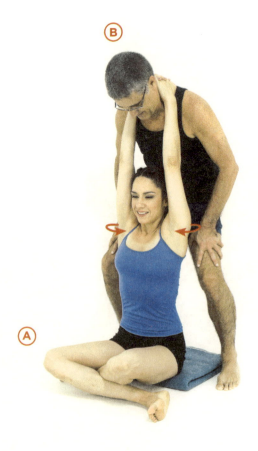

Asana 26
Adho Mukha Swastikasana

Classificação ***
Adho = para baixo
Mukha = face
Swastika = auspicioso

A Sente-se no chão, pernas unidas e esticadas para a frente, braços esticados com as mãos apoiadas no solo, ao lado do quadril. Flexione os joelhos cruzando as pernas. Aproxime os calcanhares das nádegas. Apoie as mãos no chão, ao lado do quadril. Eleve o tronco, mantendo os ombros distantes das orelhas, e o topo da cabeça para o teto. Eleve os braços esticados para cima com as palmas das mãos voltadas para dentro. Flexione o quadril para a frente, apoiando os antebraços nos cobertores. Mantenha os braços esticados com os punhos flexionados e relaxados.

B Apoie um cobertor na região torácica de A em direção ao quadril. Inicie em pé, com as pernas afastadas, flexione os joelhos, sente-se cuidadosamente sobre o cobertor. O peso do corpo irá naturalmente descer à região torácica de A. Mantenha o assento com a coluna ereta e pés firmes no chão.

A Relaxe as coxas, mantenha as escápulas em direção ao peito e o centro do peito para a frente, apoie a testa nos cobertores e relaxe o pescoço.

Para sair da postura, B firma os pés no chão projetando o tronco para a frente; depois A, apoiando as mãos no chão, caminha com as mãos para trás, alongando o tronco para a frente até a posição vertical.

Contraindicação: lesão ou inflamação nos joelhos ou quadril, hérnia ou protusão torácica ou lombar.

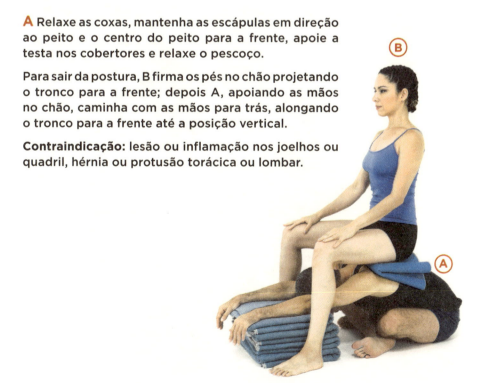

Asana 27
Swastikasana

Classificação *
Swastika = auspicioso

A Sente-se sobre um cobertor no chão, pernas unidas e esticadas para a frente, braços esticados com as mãos apoiadas no chão, ao lado do quadril. Flexione os joelhos cruzando as pernas. Aproxime os calcanhares das nádegas. Apoie as mãos no chão, ao lado do quadril. Eleve o tronco, mantendo os ombros distantes das orelhas, e o topo da cabeça para o teto. Leve os braços esticados para trás, as palmas das mãos voltadas para dentro.

B Sente-se no chão, atrás de A. Pegue nos antebraços de A, apoie os calcanhares na parte inferior das escápulas, ao mesmo tempo empurrando as escápulas para a frente, em direção ao peito. Puxe os braços de A para trás e para baixo.

A Empurre os ísquios em direção ao cobertor. Relaxe as coxas, mantenha as escápulas em direção ao peito e o centro do peito para cima e para a frente, mantenha os ombros firmemente para baixo.

Para sair da postura, B irá descer os pés no chão e liberar os braços de A.

Contraindicação: lesão ou inflamação nos ombros, joelhos ou quadril.

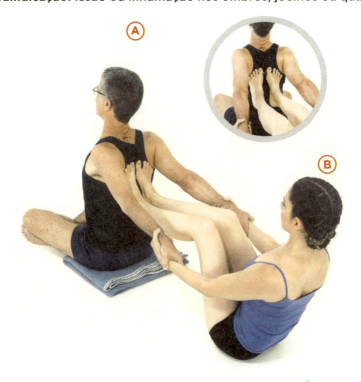

Asana 28
Swastikasana

Classificação *
Swastika = auspicioso

A e **B** sentam-se sobre almofadões, de costas um para o outro. Cruzam as pernas, entrelaçam os braços e apoiam as mãos nos almofadões. Partes posteriores das cabeças unidas e pescoços alongados. Com as costas unidas, fecham e relaxam os olhos e observam a respiração um do outro.

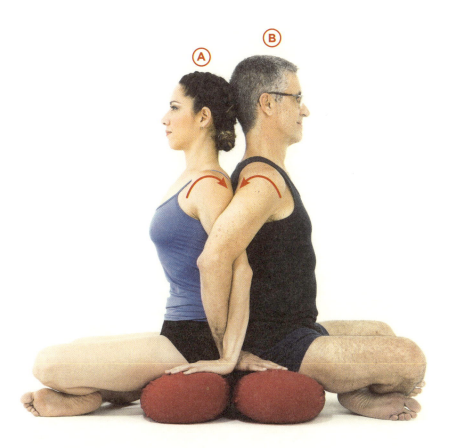

81

Asana 29

Parsva Swastikasana

Classificação *
Parsva = lateral
Swastika = auspicioso

A e **B** sentam-se sobre almofadões, de costas um para o outro. Cruzam as pernas e executam simultaneamente a postura. Esticam os braços para cima, fazendo uma torção para o lado direito, em seguida descem a mão esquerda no seu próprio joelho direito e a mão direita vai para trás até alcançar o joelho esquerdo do parceiro.

A e **B** devem manter o centro do peito elevado, os ombros afastados das orelhas e elas na mesma altura. Retornam o tronco à frente e executam do outro lado.

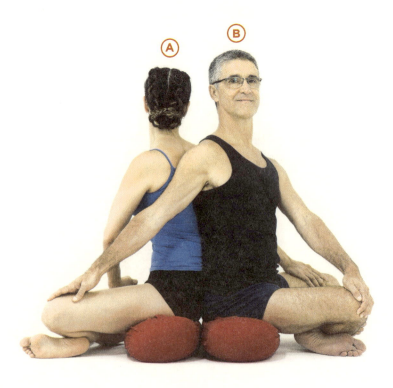

Asana 30
Parivrtta Swastikasana

Classificação **
Parivrtta = girado, rodado, invertido
Swastika = auspicioso

A Sente-se sobre um cobertor no chão, pernas unidas e esticadas para a frente, braços esticados com as mãos no solo ao lado do quadril. Flexione os joelhos e cruze as pernas. Aproxime os calcanhares das nádegas. Apoie as mãos ao lado do quadril e eleve o tronco, mantendo os ombros distantes das orelhas, e o topo da cabeça para cima. Coloque a mão direita na cintura e empurre o antebraço esquerdo no almofadão, torcendo o tronco à direita.

B Em pé, apoie a mão esquerda na escápula esquerda e a mão direita na parte anterior do ombro direito de A, auxiliando na torção da cintura escapular, empurrando o lado esquerdo das costas à frente e puxando o ombro direito para trás, através dos apoios das mãos.

A Empurre os ísquios em direção ao cobertor. Relaxe as coxas, mantenha as escápulas em direção ao peito e o centro do peito para cima, os ombros distantes do pescoço. Para sair da postura, apoie as duas mãos no almofadão, eleve o tronco e troque a posição das pernas.

A e **B** Repitam a postura do outro lado.

Contraindicação: lesão ou inflamação nos joelhos ou quadril.

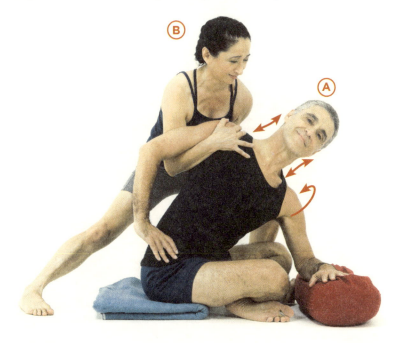

Asana 31
Baddha Konasana

Classificação **
Baddha = restrito
Kona = ângulo

A Sente-se no chão, pernas unidas e esticadas para a frente, braços esticados com as mãos apoiadas no solo ao lado do quadril. Junte as plantas dos pés, flexione os joelhos e aproxime os calcanhares das virilhas.

B Posicione o pé direito à frente dos pés de A, apoie o pé esquerdo próximo à perna direita de A.

A Pegue no tornozelo direito de B com os braços esticados, flexione o quadril e o tronco à frente.

B Apoie as mãos nas partes internas das coxas próximo às virilhas de A. Empurre-as para baixo. Leve o pé direito para trás. Observe e respeite o limite da flexão de A.

A Empurre os ísquios para o cobertor. Mantenha o tronco o mais paralelo ao solo possível, use a ação do meio do peito para a frente, observe as escápulas em direção ao peito.

Para sair da postura após B elevar o tronco, A vai apoiar as mãos no solo, caminhar para trás e elevar o tronco.

Contraindicação: lesão ou inflamação nos joelhos ou quadril.

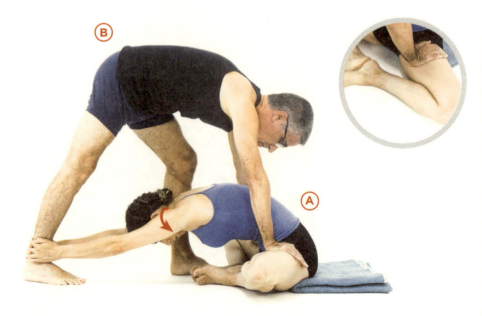

Asana 32
Baddha Konasana

Classificação *
Baddha = restrito
Kona = ângulo

A Sente-se no chão, pernas unidas e esticadas para a frente, braços esticados com as mãos apoiadas no solo ao lado do quadril. Junte as plantas dos pés, flexione os joelhos e aproxime os calcanhares das virilhas. Estique os braços para cima.

B Sente-se em uma cadeira atrás de A, apoie os pés na parte interna das coxas próximo às virilhas, empurrando-as para baixo. Apoie os joelhos contra as escápulas de A e empurre-as em direção ao peito. Conduza as mãos de A com os dedos entrelaçados por trás do seu pescoço. Eleve o tronco, esticando os braços de A. Relaxe o pescoço.

A Para sair da postura, libere o pescoço de B e estique as pernas para a frente.

Contraindicação: lesão ou inflamação nos joelhos ou quadril.

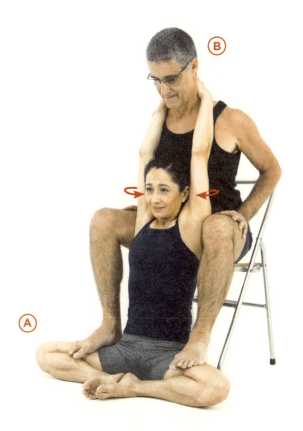

Asana 33
Dandasana em Urdhva Hastasana

Classificação *
Danda = bastão
Urdhva = para cima
Hasta = mãos

A Sente-se sobre um apoio com as pernas unidas e esticadas. Eleve os braços ao lado das orelhas com as palmas das mãos voltadas para dentro.

B Segure nos antebraços de A próximo aos punhos. Posicione um joelho entre as escápulas de A e pressione para a frente ao mesmo tempo que puxa os braços de A para cima.

A Mantenha os quadríceps contraídos e gire as coxas para dentro, empurrando-as para baixo. Alongue o tronco e eleve o centro do peito e o topo da cabeça para cima e a região sacral para baixo. Gire os ombros, posicionando os tríceps para a frente.

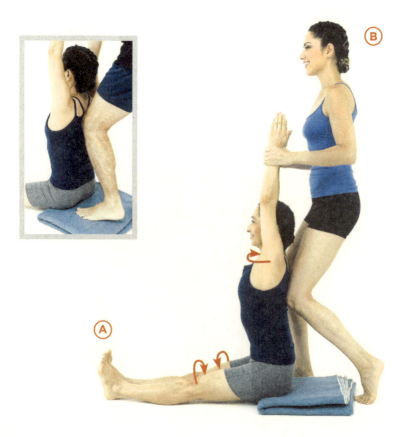

Asana 34
Dandasana

Classificação *
Danda = bastão

A Sente-se lateralmente na cadeira, pés no solo na largura do quadril, mãos descansando sobre as coxas, coluna ereta, nuca alinhada com a região do osso sacro da base da coluna.

B Coloque o cinto em A (ver asana 94). Afivele o cinto. Segure o cinto cruzado no meio das escápulas de A. Apoie o pé no cinto e empurre-o para baixo, trazendo os ombros de A em direção às escápulas.

A Relaxe os ombros. Desça os ísquios para a cadeira e eleve o centro do peito (esterno) e o topo da cabeça para o alto.

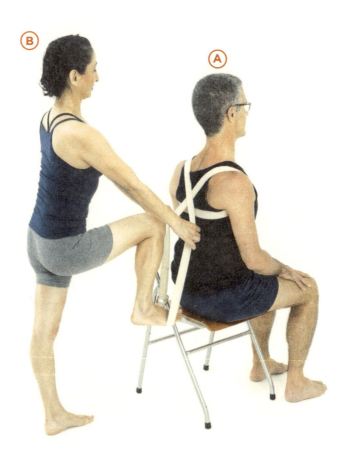

Asana 35
Upavistha Konasana

Classificação **
Upavistha = sentado
Kona = ângulo

A Sente-se com as pernas afastadas para as laterais. Mantenha os joelhos esticados e apontados para cima, quadríceps contraídos, coxas posteriores para o chão e tornozelos esticados. Coloque a ponta dos dedos ao lado do quadril com o polegar para trás, pressione o apoio para baixo e posicione os ombros e os cotovelos para trás, abrindo o peito. Topo da cabeça para cima.

B Sente-se como A e mantenha as pernas esticadas com os joelhos e os dedões do pé apontados para cima. Apoie os pés nos lados internos das pernas de A. Passe o cinto pela região do sacro de A. Puxe o cinto em sua direção. Mantenha os ísquios no chão, eleve a coluna e o topo da cabeça para cima. Mantenha os ombros para trás e para baixo.

A Mantenha as ações nas coxas, contraindo-as. Mantenha a região do sacro vertical, as pernas esticadas com os joelhos e os dedões do pé apontados para cima. Evite rodar os pés para fora, apoie os lados dos calcanhares em contato com o chão. Eleve o alto do peito e estique para cima os braços ao lado das orelhas com as palmas das mãos viradas para dentro. Eleve o tronco verticalmente.

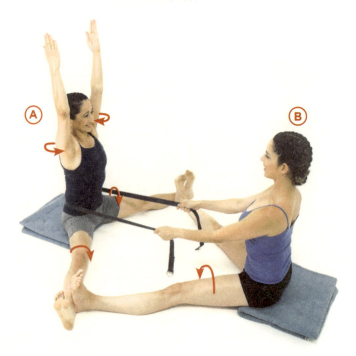

Asana 36
Upavistha Konasana

Classificação **
Upavistha = sentado
Kona = ângulo

A Sente-se sobre um apoio com as pernas afastadas para as laterais. Mantenha os joelhos esticados e apontados para cima, quadríceps contraídos, coxas posteriores para o chão e tornozelos flexionados. Coloque a ponta dos dedos ao lado do quadril com o polegar para trás, pressione o apoio para baixo e posicione os ombros e os cotovelos para trás, abrindo o peito. Topo da cabeça para cima.

B Em pé, atrás de A, coloque um dos joelhos entre as escápulas e pressione para a frente.

A Eleve os braços esticados ao lado das orelhas com as palmas das mãos viradas para dentro.

B Segure os antebraços de A próximo aos punhos e puxe-os para cima, ao mesmo tempo que mantém a pressão do joelho nas escápulas de A.

A Mantenha as ações nas coxas, contraindo-as. Mantenha as pernas esticadas com os joelhos e os dedões dos pés apontados para cima. Evite rodar os pés para fora, apoie os dois lados dos calcanhares em contato com o chão. Mantenha a região do sacro vertical com os ísquios no chão e alongue a coluna para cima. Topo da cabeça para cima.

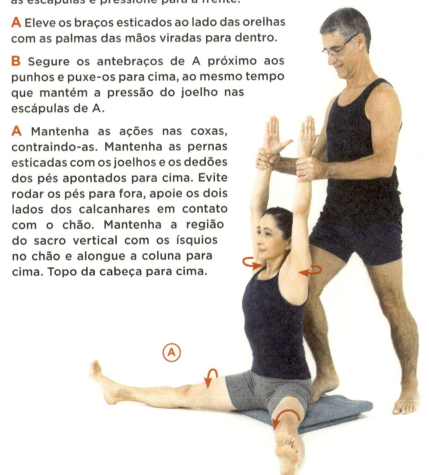

Asana 37

Supta Baddha Konasana

Classificação *
Supta = deitado
Baddha = restrito, fixo
Kona = ângulo

A Coloque um almofadão (ou cobertor dobrado) na parede. Deite-se de costas, com os ísquios próximo do almofadão. Afaste os joelhos com as plantas dos pés unidas e dedos flexionados na parede. Relaxe a parte interna das virilhas e coxas. Estique os braços ao lado das orelhas, segure nos tornozelos de B e gire os tríceps para cima.

B Afaste as pernas na largura dos ombros de A. Caminhe para trás e estique os braços de A sem arrastá-los no chão.

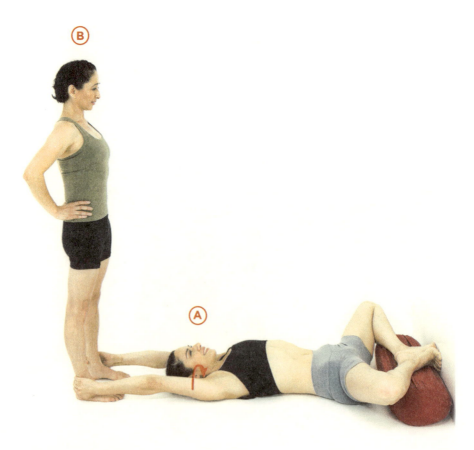

Asana 38
Janu Sirsasana

Classificação **
Janu = joelho
Sirsa = cabeça

Variação 1

A Sente-se com as pernas esticadas e unidas para a frente. Contraia os quadríceps, gire as coxas para dentro e para baixo. Joelhos e dedos dos pés apontados para cima. Flexione o joelho esquerdo e leve-o para trás. Toque com o calcanhar esquerdo na virilha interna esquerda e mantenha o joelho esquerdo no chão. O quadril esquerdo naturalmente se posiciona para trás, mudando o eixo de todo o tronco. Apoie a ponta dos dedos das mãos atrás do quadril com os cotovelos voltados para trás e gire os ombros em direção às escápulas.

B Coloque almofadões sobre a perna de A e segure a tábua contra a planta do pé de A. Se A não alcançar a tábua com as mãos, use um cinto em vez de tábua.

A Eleve os braços ao lado das orelhas, alongando o tronco para cima. Gire para o lado direito e flexione o quadril, apoie a testa nos almofadões e com as mãos pegue os lados da tábua ou um cinto.

B Ajoelhe-se atrás de A. Primeiro, apoie e empurre as escápulas de A para baixo. Logo em seguida, apoie as mãos sobrepostas na parte mais elevada das costas (costelas) de A e empurre-as para baixo.

A e **B** Repitam do outro lado.

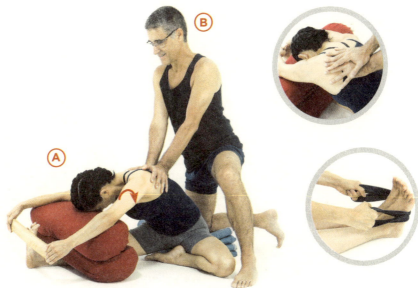

Asana 39
Janu Sirsasana

Classificação **
Janu = joelho
Sirsa = cabeça

A Sente-se com as pernas esticadas e unidas para a frente. Contraia os quadríceps, gire as coxas para dentro e para baixo. Joelhos e dedos dos pés apontados para cima. Flexione o joelho esquerdo e leve-o para trás. Toque com o calcanhar esquerdo na virilha interna esquerda e mantenha o joelho esquerdo no chão. O quadril esquerdo naturalmente se posiciona para trás, mudando o eixo de todo o tronco. Apoie a ponta dos dedos das mãos atrás do quadril com os cotovelos voltados para trás e gire os ombros em direção às escápulas.

B Coloque almofadões sobre a perna de A e apoie a tábua contra a planta do pé de A. Se A não alcançar a tábua com as mãos, use um cinto em vez de tábua. Passe uma toalha enrolada pela frente do quadril de A e segure por trás.

A Eleve os braços ao lado das orelhas, alongando o tronco para cima. Gire para o lado direito e flexione o quadril, apoie a testa nos almofadões e com as mãos pegue os lados da tábua ou um cinto.

B Com as mãos, puxe os lados da toalha em sua direção.

A e **B** Repitam do outro lado.

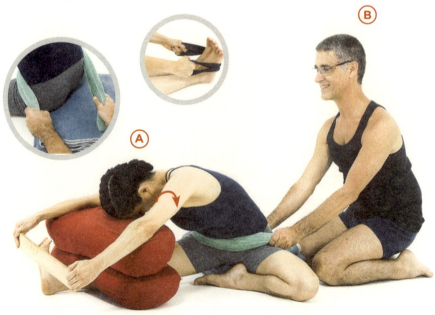

Asana 40
Parivrtta Janu Sirsasana

Classificação ****
Parivrtta = torção
Janu = joelho
Sirsa = cabeça

A Sente-se com as pernas esticadas e unidas para a frente. Contraia os quadríceps, gire as coxas para dentro e para baixo. Joelhos e dedos dos pés apontados para cima. Flexione o joelho esquerdo e leve-o para trás. Toque com o calcanhar esquerdo na virilha interna esquerda e mantenha o joelho esquerdo no chão. O quadril esquerdo naturalmente se posiciona para trás, mudando o eixo de todo o tronco. Apoie a ponta dos dedos das mãos atrás do quadril com os cotovelos voltados para trás, gire os ombros em direção às escápulas e eleve o centro do peito. Estique o braço esquerdo para cima ao lado da orelha esquerda e alongue a cintura esquerda. Faça a torção do tronco para o lado esquerdo, incline-se lateralmente para a direita e pegue na parte externa do pé direito (ou no cinto), fazendo com que toda a lateral direita do seu tronco esteja paralela à coxa direita. Coloque a mão esquerda na cintura com o cotovelo para trás.

B Sente-se na coxa da perna flexionada de A, ajudando a manter os ísquios e a coxa esquerda de A no chão. Coloque as mãos nas costas de A. Mão esquerda nas costelas do lado direito de A – puxe a lateral direita de A em direção ao lado esquerdo. Mão direita nas costelas do lado esquerdo de A – empurre a lateral esquerda de A para o lado direito.

A Com a ajuda de B na torção, eleve o braço esquerdo esticado para o teto, vire a palma da mão na direção da orelha e desça para pegar a lateral externa do pé esquerdo. Intensifique a torção e alongue a cintura à direita (se não alcançar, use o cinto – como na foto).

A e **B** Repitam do outro lado.

Contraindicação: período menstrual e lesão no quadril.

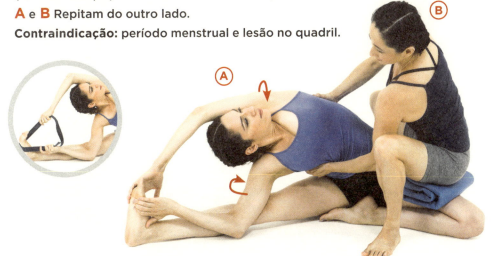

93

Asana 41
Paschimottanasana

Classificação ***
Paschima = parte de trás, lado oeste
Uttana = intenso

A Sente-se com as pernas esticadas e unidas para a frente. Contraia os quadríceps, gire as coxas para dentro e para baixo. Joelhos e dedos dos pés apontados para cima.

B Sente-se atrás de A, passe o cinto na frente do quadril de A. Segure o cinto com as mãos e encoste a bola do pé (parte anterior da planta do pé) na região sacral de A com os calcanhares no chão, empurrando os ísquios de A para baixo.

A Estique os braços para cima ao lado das orelhas e eleve a coluna. Flexione o quadril para a frente, pegue nas laterais externas dos pés ou segure um cinto. Com o cinto e a ajuda de B, alongue o centro do peito na direção dos pés e, sem perder essa extensão, aproxime o tronco das pernas.

B Puxe o cinto e ao mesmo tempo desça a região sacral de A para o chão.

Contraindicação: período menstrual.

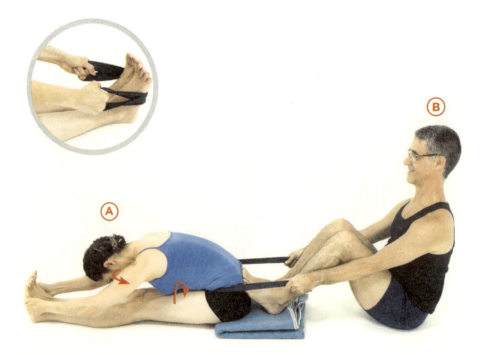

Asana 42
Paschimottanasana

Classificação **
Paschima = parte de trás, lado oeste
Uttana = intenso

A Sente-se com as pernas esticadas e unidas. Contraia os quadríceps, gire as coxas para dentro e para baixo. Joelhos e dedos dos pés apontados para cima.

B Sente-se com as pernas esticadas e unidas e toque os pés de A com seus pés. Flexione os joelhos o suficiente para segurar o antebraço de A. Eleve o alto do peito e mantenha os ísquios no chão. Puxe-o e o ajude na flexão para a frente.

A Com a ajuda de B, mantenha os quadríceps contraídos, joelhos esticados e ísquios no chão. Flexione o quadril para a frente, mantenha o alto do peito para cima e os braços esticados. Gire os ombros para fora e os mantenha longe do pescoço.

Contraindicação: período menstrual.

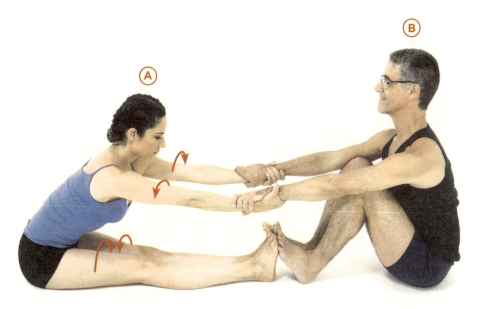

Asana 43
Eka Pada Rajakapotasana

Classificação **
Eka = um
Raja = real
Kapota = pombo

A Coloque a cadeira contra a parede. Sente-se no almofadão em frente à cadeira, pernas unidas e esticadas embaixo da cadeira, braços esticados e mãos apoiadas no almofadão ao lado do quadril. Flexione os joelhos cruzando as pernas. Com a ajuda das mãos, eleve a perna direita apoiando-a sobre a cadeira. Com o tornozelo em flexão, mantenha o calcanhar e a bola do pé em linha reta. Segure com as mãos as laterais externas da cadeira. Mantenha o tronco elevado.

B Em pé, apoie um dos pés próximo ao almofadão, flexione o joelho no chão e apoie as mãos espalmadas com os dedos para fora contra as escápulas de A, empurrando-as para a frente, evitando que essa região fique arredondada (convexa). Para sair da postura, desça a perna direita, estique as pernas e repita com a outra perna.

A e **B** Repitam do outro lado.

Contraindicação: lesão ou inflamação nos joelhos ou quadril.

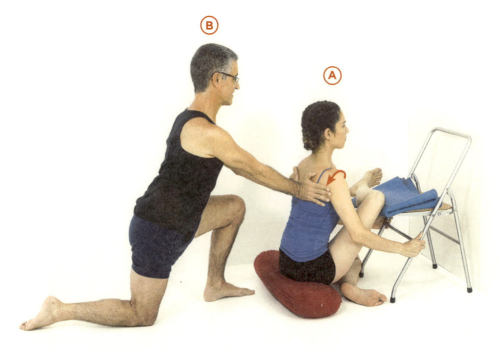

Asana 44
Eka Pada Rajakapotasana

Classificação ***
Eka = um
Raja = real
Kapota = pombo

A Coloque dois almofadões na parede, um no sentido horizontal (solo) e outro no sentido vertical (parede). Sente-se no almofadão com as costas apoiadas no outro almofadão e cruze as pernas. Com a ajuda das mãos, eleve a perna direita paralela ao solo, na altura do peito, joelho e tornozelo em linha reta. Com o tornozelo em flexão, alinhe o calcanhar e a bola do pé.

B Sente-se com os joelhos em flexão, apoie um dos pés contra o tornozelo da perna elevada de A e mantenha esse pé na altura do joelho, empurrando em direção a A. Apoie as mãos no solo atrás das costas para dar apoio e elevar o tronco.

A Mantenha o quadril, costas e cabeça no almofadão. Empurre o joelho elevado para a frente com a ação dos músculos internos da coxa. Relaxe a perna no solo.

Para sair da postura, desça a perna direita, estique as duas pernas e repita com a outra perna.

A e **B** Repitam do outro lado.

Contraindicação: lesão ou inflamação nos joelhos ou quadril.

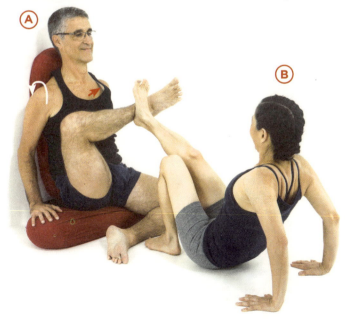

Asana 45
Ubhaya Padangushtasana

Classificação **
Ubhaya = ambos
Pada = pé
Angushta = dedão do pé

A Coloque uma cadeira na parede e um almofadão no assento. Sente-se no almofadão em frente à cadeira, pernas unidas e esticadas, braços esticados com as mãos apoiadas no almofadão ao lado do quadril.

B Em pé, atrás de A, flexione os joelhos contra as escápulas de A, empurrando-as para a frente.

A Apoie as mãos no solo, atrás do almofadão, com os braços esticados. Mantenha o assento sobre os ísquios, flexione os joelhos e estique as pernas, apoiando-as no almofadão.

B Passe um cinto afivelado nos arcos dos pés de A, segure pelas alças e puxe-os em sua direção, empurre os joelhos contra as escápulas até que as pernas de A se afastem da almofada.

A Mantenha as coxas contraídas, esticadas e girando para dentro. Com as mãos empurrando o chão, mantenha o centro do peito para cima. Para sair da postura, flexione os joelhos, desça os pés no chão e estique as pernas.

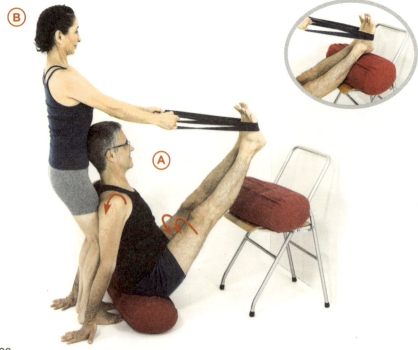

Asana 46

Ubhaya Padangushtasana

Classificação ***
Ubhaya = ambos
Pada = pé
Angushta = dedão do pé

A Sente-se no solo, pernas unidas e esticadas, braços esticados e as mãos apoiadas ao lado do quadril.

B Em pé, atrás de A, flexione os joelhos contra as escápulas de A e empurre-as para a frente.

A Flexione os joelhos, aproximando as coxas do abdome. Envolva os dedões dos pés com os dedos indicadores e médios das mãos, formando ganchos. Estique as pernas e puxe os pés para cima e para trás.

B Passe um cinto afivelado nos tornozelos de A segurando pelas alças, puxe-os em sua direção e empurre os joelhos contra as escápulas.

A Sente-se sobre os ísquios e mantenha as pernas esticadas. Gire as coxas para dentro, mantendo os quadríceps contraídos. Empurre os calcanhares para cima. Mantenha o esterno elevado e o rosto na direção dos pés. Para sair da postura, flexione os joelhos e desça as pernas no solo.

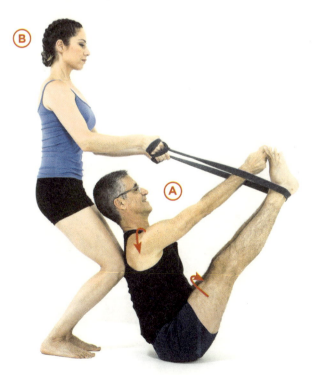

Asana 47

Krounchasana

Classificação ***
Krouncha = herói mitológico em forma de pássaro

A Coloque uma cadeira na parede e um almofadão no assento. Sente-se no almofadão em frente à cadeira, pernas unidas e esticadas com os pés na parede, braços esticados com as mãos apoiadas no almofadão ao lado do quadril.

B Em pé, empurre o centro das costas de A para a frente com um joelho.

A Eleve a perna direita e a apoie no almofadão. Entrelace os dedos das mãos atrás da perna de B e estique os braços. Mantenha a perna esquerda firme contra o solo com o pé empurrando a parede.

B Passe um cinto afivelado abaixo da bola do pé elevado de A e segure as alças com as duas mãos.

A Para sair da postura, desça, estique a perna direita e repita com a outra perna.

A e **B** Repitam do outro lado.

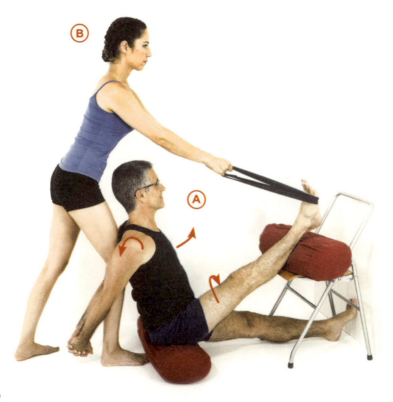

Asana 48
Krounchasana

Classificação ****
Krouncha = garça

A Sente-se no almofadão, pernas unidas e esticadas para a frente, braços estendidos com as mãos apoiadas no almofadão ao lado do quadril. Flexione os joelhos cruzando as pernas.

B Em pé, empurre as costas de A para a frente com um joelho.

A Entrelace os dedos das mãos atrás da perna de B e estique os braços. Posicione o joelho direito para cima e eleve o pé.

B Passe um cinto no tornozelo do pé elevado de A, puxe-o para trás e para cima, auxiliando na extensão da perna de A.

A Mantenha o quadril alinhado e o tronco elevado. Relaxe a perna esquerda no solo. Para sair da postura, desça a perna direita e estique as duas pernas.

A e **B** Repitam do outro lado, trocando as pernas.

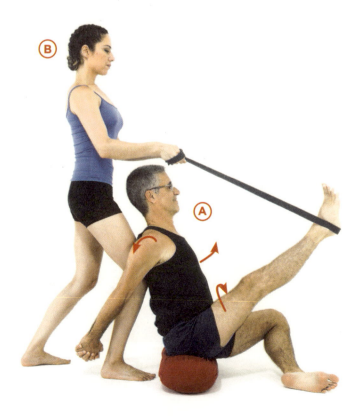

Asana 49
Purvottanasana

Classificação ****
Purva = parte anterior, lado leste
Uttana = intenso

A Sente-se com as pernas esticadas e unidas para a frente. Contraia os quadríceps, gire as coxas para dentro e para baixo. Joelhos e dedos dos pés apontados para cima. Apoie as palmas das mãos em blocos atrás do quadril, blocos na largura dos ombros. Pressione as mãos e os calcanhares para baixo, eleve o quadril e a região do púbis e contraia os quadríceps. Gire as coxas para dentro levando a sola dos pés em direção ao solo. Mantenha os braços esticados e empurre as escápulas em direção ao peito.

B Passe o cinto afivelado pela região do sacro de A, formando duas alças para as mãos. Com a coluna ereta, puxe o quadril de A em sua direção, elevando a região do púbis de A.

A Com a ajuda de B, eleve o centro do peito e relaxe, solte a cabeça para trás e relaxe. Evite contrair as nádegas.

Contraindicação: lesão nos punhos e nos ombros.

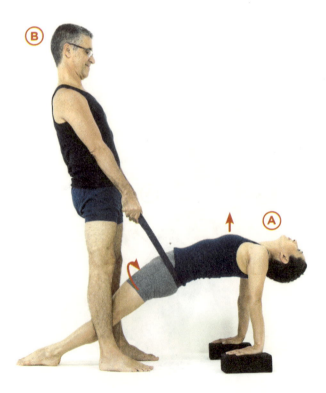

Asana 50
Adho Mukha Vajrasana

Classificação *
Adho = para baixo
Mukha = face
Vajra = diamante

A Sente-se sobre os calcanhares unidos. Sem tirar as nádegas dos calcanhares, apoie a testa no chão (ou em um apoio se necessário). Estique os braços na largura dos ombros e segure nos tornozelos de B.

B Separe os pés na largura dos ombros de A. Apoie as mãos nas laterais do quadril de A. Caminhe para trás e estique os braços de A. Empurre o quadril de A levando os ísquios em direção aos calcanhares.

A Gire os ombros e posicione os tríceps para baixo. Mantenha a testa apoiada e relaxe o pescoço.

Contraindicação: período menstrual.

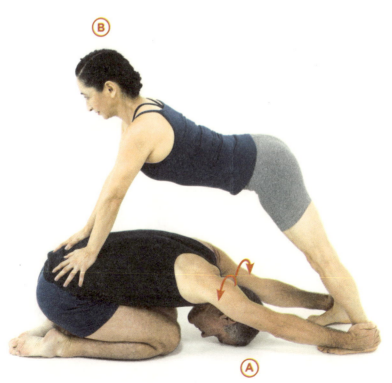

Asana 51
Adho Mukha Vajrasana

Classificação *
Adho = para baixo
Mukha = face
Vajra = diamante

A Sente-se sobre os calcanhares unidos. Sem tirar as nádegas dos calcanhares, apoie a testa no chão (ou em um apoio se necessário). Estique os braços na largura dos ombros e pressione as palmas das mãos no chão com os dedos bem afastados (dedos médios paralelos). Relaxe o pescoço.

B Posicione um bloco entre as escápulas de A. Apoie os joelhos nas laterais do quadril e empurre as nádegas de A em direção aos calcanhares, ao mesmo tempo pressione o bloco entre as escápulas apoiando uma mão sobre a outra. Use o peso do corpo para fazer a pressão.

Contraindicação: período menstrual.

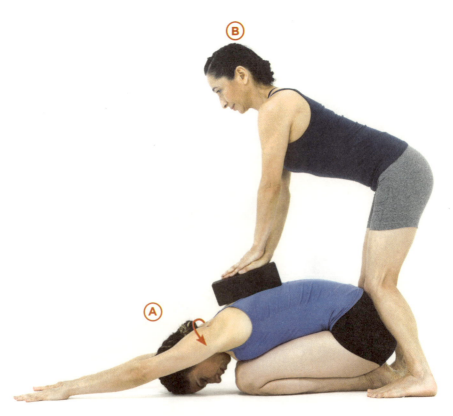

Asana 52
Adho Mukha Vajrasana

Classificação **
Adho = para baixo
Mukha = face
Vajra = diamante

A Sente-se sobre os calcanhares unidos. Sem tirar as nádegas dos calcanhares, apoie a testa no chão (ou em um apoio se necessário). Estique os braços na largura dos ombros e pressione as palmas das mãos no chão com os dedos bem afastados (dedos médios paralelos). Entrelace os dedos das mãos atrás do quadril.

B Com um pé de cada lado de A, entre com um antebraço segurando os dedos entrelaçados de A. Com uma mão no bloco, empurre as escápulas de A para baixo, ao mesmo tempo eleve e estique para cima os braços de A, suspendendo os ombros.

A Mantenha as nádegas nos calcanhares, a testa apoiada, e relaxe o pescoço.

Contraindicação: lesão nos ombros e período menstrual.

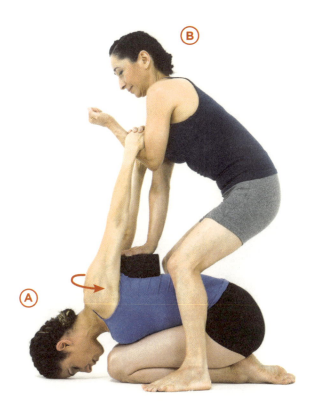

Asana 53
Adho Mukha Vajrasana

Classificação **
Adho = para baixo
Mukha = face
Vajra = diamante

A Sente-se sobre os calcanhares unidos. Sem tirar as nádegas dos calcanhares, apoie a testa no chão (ou em um apoio se necessário). Estique os braços na largura dos ombros e pressione as palmas das mãos no chão com os dedos bem afastados (dedos médios paralelos). Relaxe o pescoço.

B Sente-se devagar na região sacral de A. Com o peso do corpo, ajude a abaixar as nádegas de A em direção aos calcanhares. Deixe os pés afastados e paralelos. Mantenha o tronco vertical, a coluna ereta, ombros relaxados e as mãos apoiadas nas coxas.

A Mantenha a testa apoiada e relaxe o pescoço.

Contraindicação: período menstrual.

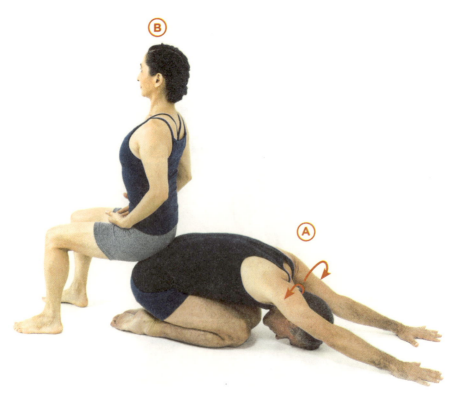

Asana 54
Adho Mukha Vajrasana

Classificação **
Adho = para baixo
Mukha = face
Vajra = diamante

A Sente-se sobre os calcanhares unidos. Sem tirar as nádegas dos calcanhares, apoie a testa no chão (ou em um apoio se necessário). Estique os braços na largura dos ombros e pressione as palmas das mãos no chão com os dedos bem afastados (dedos médios paralelos). Relaxe o pescoço.

B Sente-se devagar atrás do quadril de A. Deite-se com cuidado por todo o prolongamento da coluna de forma que a cabeça toque a cabeça de A. Estique as pernas e solte-as para as laterais. Relaxe os braços abertos.

Contraindicação: período menstrual.

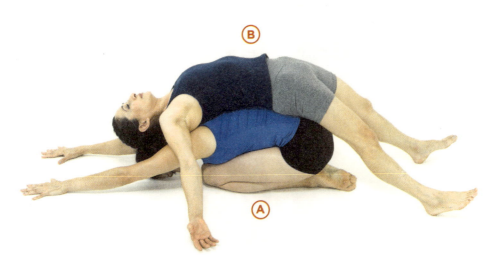

Asana 55
Gomukhasana

Classificação **
Go = vaca
Mukha = face

A Sente-se sobre os calcanhares com as pernas, coxas e joelhos unidos. Estique o braço direito ao lado da orelha, alongando a cintura direita. Flexione o cotovelo e leve a palma da mão direita o mais próximo da escápula direita. Mantenha o braço esquerdo relaxado.

B Posicione um dos joelhos entre as escápulas de A e mantenha o apoio firme com a outra perna. Segure com a mão direita o cotovelo de A e com a mão esquerda o punho de A. Empurre ao mesmo tempo que puxa para baixo o punho de A, direcionando o cotovelo de A para cima e para trás.

A Gire o ombro e direcione o tríceps para a frente. Desça os ísquios para os calcanhares e eleve o alto do peito.

A e **B** Repitam do outro lado.

Contraindicação: lesões nos ombros.

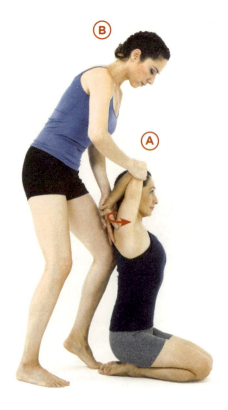

Asana 56

Adho Mukha Svanasana

Classificação **
Adho = para baixo
Mukha = face
Svana = cachorro

A Sente-se sobre os calcanhares de frente para a parede com as pernas e os joelhos unidos. Apoie a testa no chão mantendo os ísquios nos calcanhares, estique os braços para a frente com as palmas das mãos no chão separadas na largura dos ombros e o espaço entre o polegar e o indicador, empurrando a parede. Eleve o tronco em quatro apoios, com os joelhos e pés na largura do quadril. Dobre os tornozelos e apoie os dedos dos pés no chão, estique os joelhos e eleve o quadril para cima. Mantenha os calcanhares elevados, contraia e gire as coxas para dentro e puxe as patelas dos joelhos na direção dos quadríceps. Direcione os ísquios para cima e as escápulas em direção ao peito. Empurre a parede com as mãos. Gire os ombros, afastando-os do pescoço. Relaxe o pescoço e a cabeça.

B Coloque o cinto afivelado pela frente das virilhas de A e atrás do seu quadril (região do sacro). Pés e pernas unidos entre os pés de A, mãos na cintura e os cotovelos para trás, eleve o centro do peito e mantenha a coluna ereta. Com o peso do corpo, estique as pernas e puxe A em sua direção, ajudando a estender a parte posterior das pernas, esticando a coluna e inclinando o corpo para trás.

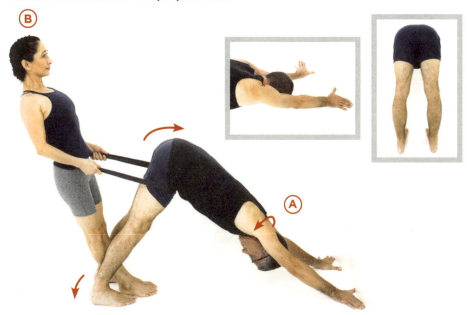

Asana 57

Adho Mukha Svanasana

Classificação **
Adho = para baixo
Mukha = face
Svana = cachorro

A Sente-se sobre os calcanhares com as pernas e os joelhos unidos. Apoie a testa no chão mantendo os ísquios nos calcanhares, estique os braços para a frente e coloque as palmas das mãos no chão, separadas na largura dos ombros com os dedos médios paralelos. Mantendo as mãos no chão, eleve o tronco em quatro apoios. Com os joelhos e pés na largura do quadril, dobre os tornozelos e apoie os dedos dos pés no chão. Estique os joelhos e eleve o quadril para cima. Mantenha os calcanhares elevados, contraia e gire as coxas para dentro e puxe as patelas dos joelhos na direção dos quadríceps das coxas. Empurre com suas pernas as pernas de B para fora. Direcione os ísquios para cima e as escápulas em direção ao peito. Com as mãos, empurre o chão para a frente e para baixo. Gire os ombros afastando-os do pescoço. Relaxe o pescoço e a cabeça.

B Em pé, posicione um pé de cada lado tocando o lado externo das pernas de A. Coloque o cinto afivelado pela frente das virilhas de A, com duas alças para as mãos. Com o peso do corpo, estique suas pernas e braços e puxe A em sua direção. Mantenha as coxas contraídas, a coluna ereta, os ombros para trás e para baixo. Eleve o centro do peito.

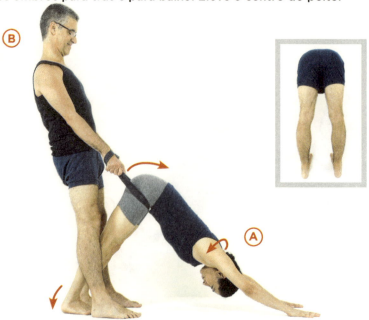

Asana 58
Adho Mukha Svanasana

Classificação **
Adho = para baixo
Mukha = face
Svana = cachorro

B Com A sentado, coloque o cinto em mochila (ver asana 94).

A Sente-se sobre os calcanhares com as pernas e os joelhos unidos. Apoie a testa no chão mantendo os ísquios nos calcanhares, estique os braços para a frente e coloque as palmas das mãos no chão separadas na largura dos ombros com os dedos médios paralelos. Mantendo as mãos no chão, eleve o tronco em quatro apoios. Com os joelhos e pés na largura do quadril, dobre os tornozelos e apoie os dedos dos pés no chão, estique os joelhos e eleve o quadril para cima. Mantenha os calcanhares elevados, contraia e gire as coxas para dentro e puxe as patelas na direção dos quadríceps. Empurre com suas pernas as pernas de B para fora. Direcione os ísquios para cima e as escápulas em direção ao peito. Com as mãos, empurre o chão para a frente e para baixo. Gire os ombros afastando-os do pescoço. Relaxe o pescoço e a cabeça.

B Em pé, com as pernas afastadas, segure a alça do cinto com as duas mãos. Com o peso do corpo, puxe o cinto em sua direção. Mantenha as coxas contraídas, a coluna ereta, os ombros para trás e para baixo. Eleve o centro do peito e o topo da cabeça para cima.

A Mantenha os braços firmes e esticados, gire os ombros afastando-os do pescoço.

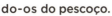
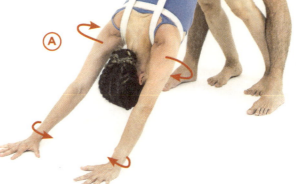

Asana 59
Adho Mukha Svanasana

Classificação **
Adho = para baixo
Mukha = face
Svana = cachorro

A Sente-se sobre os calcanhares de costas para a parede, com as pernas e os joelhos unidos. Apoie a testa no chão mantendo os ísquios nos calcanhares, estique os braços para a frente e coloque as palmas das mãos no chão separadas na largura dos ombros com os dedos médios paralelos. Mantendo as mãos no chão, eleve o tronco em quatro apoios. Com os joelhos e os pés na largura do quadril, dobre os tornozelos e apoie os dedos dos pés no chão, estique os joelhos e eleve o quadril para cima. Mantenha os calcanhares elevados no rodapé, contraia e gire as coxas para dentro e puxe as patelas na direção dos quadríceps. Direcione os ísquios para cima e as escápulas em direção ao peito. Com as mãos, empurre o chão para a frente e para baixo. Gire os ombros afastando-os do pescoço. Relaxe o pescoço e a cabeça.

B Posicione uma das mãos com a palma na região do sacro de A e os dedos apontados para a coluna. Pressione para baixo na direção das costas de A e ajude a elevar os ísquios de A para cima.

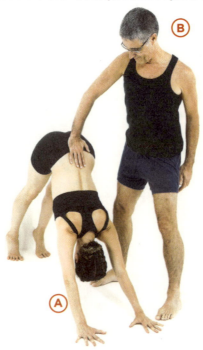

Asana 60
Adho Mukha Svanasana

Classificação **
Adho = para baixo
Mukha = face
Svana = cachorro

A Sente-se sobre os calcanhares de costas para a parede com as pernas e os joelhos unidos. Apoie a testa no chão mantendo os ísquios nos calcanhares, estique os braços para a frente e coloque as palmas das mãos no chão separadas na largura dos ombros com os dedos médios paralelos. Mantendo as mãos no chão, eleve o tronco em quatro apoios. Com os joelhos e os pés na largura do quadril, dobre os tornozelos e apoie os dedos dos pés no chão, estique os joelhos e eleve o quadril para cima. Mantenha os calcanhares elevados no rodapé, contraia e gire as coxas para dentro e puxe as patelas dos joelhos na direção dos quadríceps. Direcione os ísquios para cima e as escápulas em direção ao peito. Com as mãos, empurre o chão para a frente e para baixo. Gire os ombros afastando-os do pescoço. Relaxe o pescoço e a cabeça.

B Coloque um bloco entre as escápulas de A e pressione.

A Mantenha as mãos e os braços firmes e esticados, gire os ombros afastando-os do pescoço.

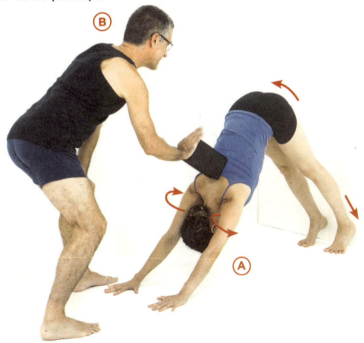

Asana 61
Adho Mukha Svanasana

Classificação **
Adho = para baixo
Mukha = face
Svana = cachorro

A Sente-se sobre os calcanhares de costas para a parede com as pernas e os joelhos unidos. Apoie a testa no chão mantendo os ísquios nos calcanhares, estique os braços para a frente e coloque as palmas das mãos no chão separadas na largura dos ombros com os dedos médios paralelos. Mantendo as mãos no chão, eleve o tronco em quatro apoios com os joelhos e pés na largura do quadril. Dobre os tornozelos e apoie os dedos dos pés no chão, estique os joelhos e eleve o quadril para cima. Mantenha os calcanhares elevados, contraia e gire as coxas para dentro e puxe as patelas na direção dos quadríceps. Direcione os ísquios para cima e as escápulas em direção ao peito. Abaixe os calcanhares até o chão. Com as mãos, empurre o chão para a frente e para baixo. Gire os ombros afastando-os do pescoço. Relaxe o pescoço e a cabeça.

B Entre com os dedos e as palmas das mãos na parte interna dos ombros de A. Gire os ombros de A para fora, ao mesmo tempo afaste-os do pescoço.

A Mantenha as mãos e os braços firmes e esticados.

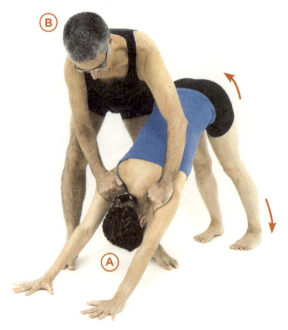

Asana 62
Adho Mukha Svanasana

Classificação **
Adho = para baixo
Mukha = face
Svana = cachorro

A Sente-se sobre os calcanhares com as pernas e os joelhos unidos. Apoie a testa no chão mantendo os ísquios nos calcanhares, estique os braços para a frente e coloque as palmas das mãos no chão separadas na largura dos ombros com os dedos médios paralelos. Mantendo as mãos no chão, eleve o tronco em quatro apoios, com os joelhos e pés na largura do quadril dobre os tornozelos e apoie os dedos dos pés no chão, estique os joelhos e eleve o quadril para cima. Mantenha os calcanhares elevados, contraia e gire as coxas para dentro e puxe as patelas na direção dos quadríceps. Direcione os ísquios para cima e as escápulas em direção ao peito. Com as mãos, empurre o chão para a frente e para baixo. Gire os ombros afastando-os do pescoço. Relaxe o pescoço e a cabeça.

B Segure por fora a parte anterior das pernas de A. Com os dedos dos pés em cima dos calcanhares de A, empurre-os para baixo. Ao mesmo tempo, com o peso do corpo, puxe as pernas de A para trás.

A Eleve os ísquios para cima. Mantenha as mãos e os braços firmes e esticados, gire os ombros afastando-os do pescoço.

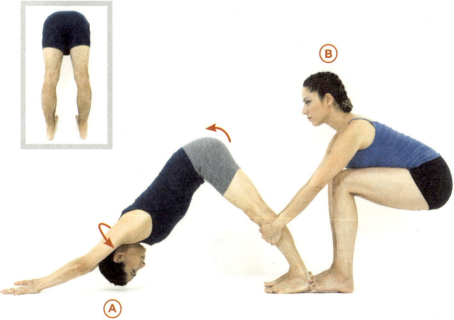

Asana 63
Ustrasana

Classificação ***
Ustra = camelo

A Posicione-se sobre os joelhos afastados na largura do quadril com as coxas e o púbis na parede. Mantenha os pés alinhados aos joelhos. Coloque as mãos na cintura com os cotovelos para trás.

B Sente-se atrás de A e apoie as mãos no chão. Coloque os pés na região do sacro de A. Empurre a região do sacro de A em direção à parede.

A Mantenha o dorso dos pés firmes no chão. Mantenha as coxas firmes e empurre a região do púbis na parede sem contrair as nádegas. Eleve o esterno, gire os ombros para trás e para baixo e incline-se para trás, apoiando as mãos nos calcanhares ou nos blocos. Mantenha os ombros distantes do pescoço e relaxe a cabeça.

Contraindicação: protusão ou hérnia discal.

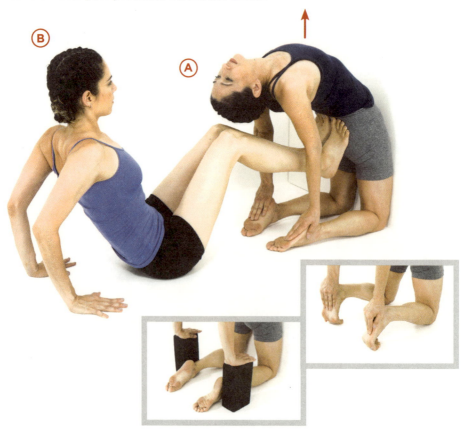

Asana 64
Ustrasana

Classificação ***
Ustra = camelo

A Posicione-se sobre os joelhos afastados na largura do quadril com as coxas na parede. Mantenha os pés alinhados aos joelhos. Coloque as mãos na cintura com os cotovelos para trás.

B Sente-se atrás de A e apoie as mãos no chão. Coloque um pé na região do sacro de A. Empurre a região do sacro de A em direção à parede.

A Eleve o esterno, gire os ombros para trás e para baixo e incline-se para trás, apoiando as mãos nos calcanhares ou nos blocos. Mantenha os ombros distantes do pescoço e relaxe a cabeça.

B Coloque o outro pé entre as escápulas de A e empurre em direção ao peito.

Contraindicação: protusão ou hérnia discal.

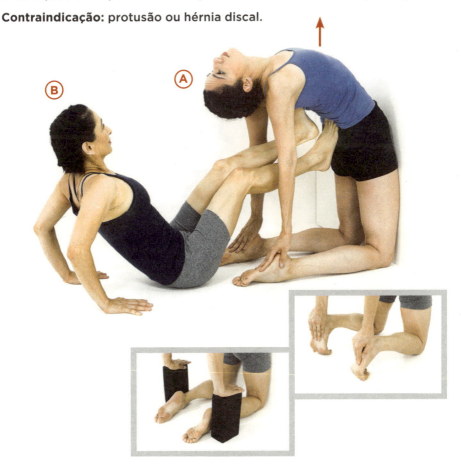

Asana 65
Marichyasana

Classificação **

Dedicado ao sábio Marichya

A Sente-se na cadeira, coluna ereta, pés paralelos no chão afastados na largura do quadril, bloco no chão no meio dos pés. Flexione o quadril para a frente e apoie a mão esquerda no bloco com braço esticado e a mão direita na cintura. Gire o tronco à direita.

B Em pé, apoie a mão esquerda na escápula esquerda e a mão direita na parte anterior do ombro direito. Auxilie A na torção da cintura escapular, empurrando a escápula esquerda para a frente e puxando o ombro direito para trás, através dos apoios das mãos.

A Mantenha os ísquios alinhados na cadeira e o centro do peito na diagonal para o alto. Para sair da postura, eleve o tronco.

A e **B** Repitam do outro lado.

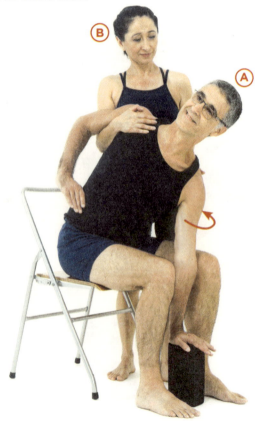

Asana 66
Pavana Muktasana

Classificação *
Pavana = gases intestinais
Mukta = liberação

A Coloque duas cadeiras, uma de frente para a outra, e um almofadão sobre uma das cadeiras. Sente-se na cadeira sem almofadão, pés paralelos e joelhos afastados. Incline-se para a frente, descansando o peito sobre o almofadão. Observe o centro do peito e o abdome acomodados confortavelmente no apoio. Relaxe os braços. Vire a face, alternando os lados.

B Em pé, atrás de A, apoie as mãos sobrepostas na região do sacro com os dedos voltados para baixo e para trás. Empurre a região do sacro para trás e para baixo.

A Para sair da postura, apoie as mãos contra o almofadão, vire a face para baixo e eleve o tronco com a cabeça solta e suba com o queixo em direção ao peito.

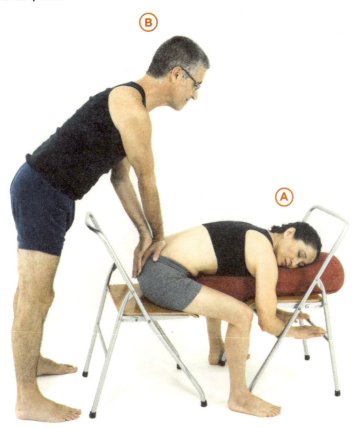

Asana 67
Pavana Muktasana

Classificação *
Pavana = gases intestinais
Mukta = liberação

A Coloque duas cadeiras, uma de frente para a outra, e um almofadão sobre uma das cadeiras. Sente-se na cadeira sem almofadão, pés paralelos e joelhos afastados. Coluna ereta.

B Passe um cinto afivelado no quadril de A, puxe o cinto para trás e coloque-o atrás, na altura das coxas, próximo à parte posterior dos joelhos.

A Incline-se para a frente, descansando o tronco sobre o almofadão e a testa sobre as mãos. Observe o centro do peito e o abdome acomodados confortavelmente no apoio.

B Dê um passo para trás e estique o cinto, puxando o quadril de A. Apoie as mãos na cadeira.

A Para sair da postura, primeiro espere B tirar o cinto. Apoie as mãos no almofadão e eleve o tronco com a cabeça solta, suba com o queixo em direção ao peito, depois retire o cinto do corpo.

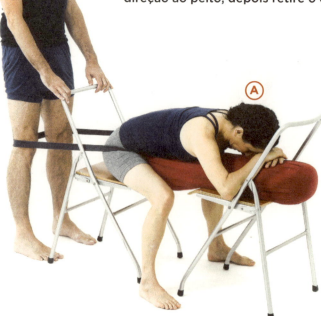

Asana 68
Pavana Muktasana

Classificação *
Pavana = gases intestinais
Mukta = liberação

A Coloque duas cadeiras, uma de frente para a outra, com almofadões sobre uma das cadeiras. Sente-se na cadeira sem almofadão, pés paralelos e joelhos afastados. Coluna ereta. Incline-se para a frente, descansando o tronco e o queixo no almofadão. Coloque os braços esticados para trás.

B Passe um cinto afivelado nos antebraços de A, na largura dos ombros, girando as palmas para dentro. Segure nos antebraços de A e puxe os braços para trás.

A Mantenha a ação do peito contra o almofadão e estique o cinto todo o tempo.

Para sair da postura, primeiro B tira o cinto de A, em seguida A apoia as mãos no almofadão e eleva o tronco com a cabeça solta. Subir com o queixo em direção ao peito.

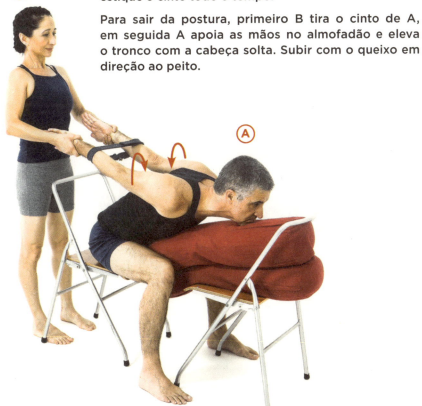

Asana 69
Pavana Muktasana com torção

Classificação *
Pavana = gases intestinais
Mukta = liberação

A Sente-se na cadeira, afaste os joelhos na largura do quadril com os pés apoiados no solo.

B Coloque o cinto na virilha esquerda de A e na sua perna esquerda. Mantenha o cinto esticado e abaixe o lado esquerdo do quadril de A.

A Com os braços relaxados na cadeira, levante o peito e faça uma torção expandindo a parte frontal do corpo até apoiá-lo no almofadão.

B Coloque a mão nas costelas à direita, abaixo da linha do peito, e puxe para fora para uma torção para a direita. Pressione as costas do lado esquerdo com a mão esquerda, mantendo a torção.

A e **B** Repitam do outro lado.

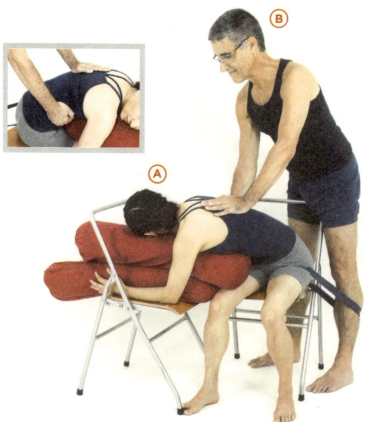

Asana 70
Vasisthasana

Classificação ****
Vasistha = postura do sábio Vasistha

A Em quatro apoios, toque o lado direito do quadril na parede. Estique as pernas unidas para trás e mantenha os braços na vertical. Leve as costas para a parede unindo as laterais internas dos pés. Eleve o braço esquerdo para cima. Firme a palma da mão direita no solo abaixo da linha da axila, braço esticado.

B Em pé, passe o cinto no quadril de A e puxe-o para cima.

A Gire as coxas para dentro com os quadríceps contraídos. Mantenha os ombros distantes do pescoço.

A e **B** Repitam do outro lado.

Contraindicação: lesão nos punhos ou síndrome do túnel do carpo.

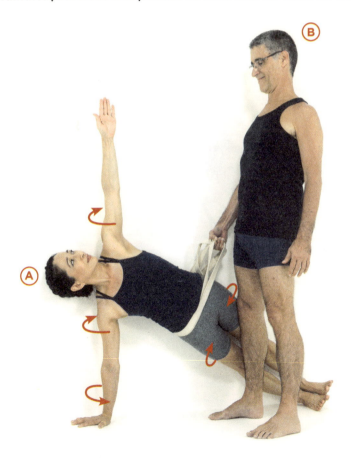

Asana 71
Tadasana

Classificação *
Tada = montanha

A Com o corpo contra a parede, pés e pernas unidos, contraia os quadríceps elevando as patelas dos joelhos, pernas esticadas. Abaixe levemente as nádegas em direção aos calcanhares, coluna ereta, braços esticados com o dorso das mãos na parede. Aproxime a nuca da parede com o topo da cabeça para cima. Mantenha o centro do peito aberto e o esterno para o alto, distancie os ombros do pescoço com o queixo paralelo ao solo.

B De frente para A, coloque as mãos com os dedos para fora na parte anterior e superior das coxas de A, empurrando-as em direção à parede.

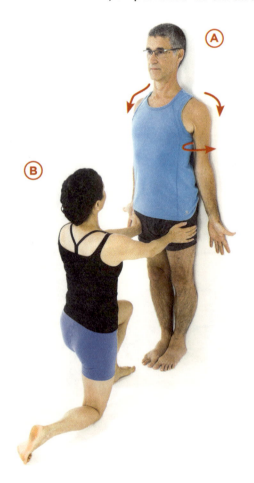

Asana 72
Tadasana Urdhva Hastasana

Classificação *
Tada = montanha
Urdhva = para cima
Hasta = mãos

A Com o corpo contra a parede, pés e pernas unidos, contraia os quadríceps elevando as patelas dos joelhos, pernas esticadas. Abaixe levemente as nádegas em direção aos calcanhares, coluna ereta, braços esticados com o dorso das mãos na parede. Aproxime a nuca da parede com o topo da cabeça para cima. Mantenha o centro do peito aberto e o esterno para o alto, distancie os ombros do pescoço com o queixo paralelo ao solo. Eleve os braços ao lado das orelhas com as palmas das mãos para dentro.

B Gire os braços de A para dentro, afastando os ombros das orelhas.

Contraindicação: pressão alta.

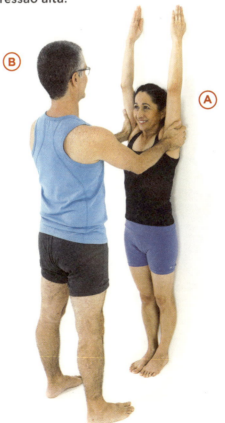

Asana 73
Tadasana Paschima Baddha Hastasana

Classificação *
Tada = montanha
Paschima = parte de trás
Baddha = entrelaçado
Hasta = mãos

A Em pé, com os pés unidos, contraia os quadríceps. Com as pernas esticadas, abaixe as nádegas levemente em direção aos calcanhares, coluna ereta, braços esticados com as palmas voltadas para as coxas. Estique os braços para trás e, com as palmas das mãos, segure a ponta dos cotovelos, mantendo os ombros para trás.

B Apoie as mãos nos braços de A e empurre-os com cuidado para dentro.

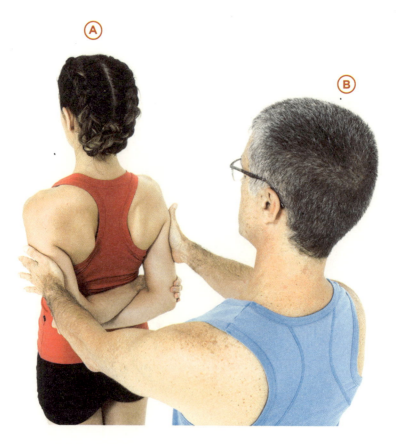

Asana 74
Tadasana Paschima Namaskarasana

Classificação ***
Tada = montanha
Paschima = parte de trás, lado oeste
Namaskar = saudação

A Em pé, com os pés unidos, contraia os quadríceps. Com as pernas esticadas, abaixe levemente as nádegas em direção aos calcanhares, coluna ereta, braços esticados com as palmas das mãos voltadas para as coxas. Pela frente, eleve os braços para cima, vire as palmas para fora, abaixe os braços lateralmente para trás, una as palmas das mãos atrás das costas e mantenha os ombros para trás.

B Apoie as mãos nos cotovelos de A e empurre-os para dentro.

Contraindicação: lesão de punho e túnel do carpo.

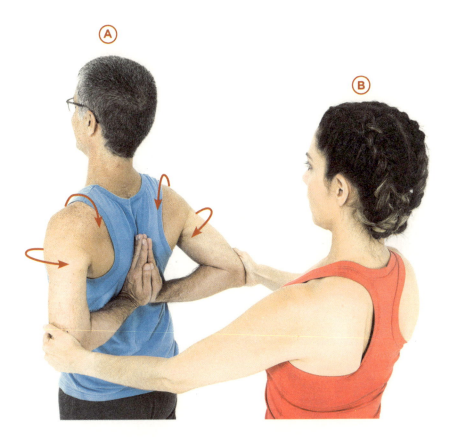

Asana 75
Utthita Padangusthasana I

Classificação *
Utthita = estendido
Pada = pé
Angustha = dedão do pé

A Com o corpo contra a parede, pés e pernas unidos, contraia os quadríceps elevando as patelas dos joelhos. Gire as coxas para dentro, abaixe as nádegas em direção aos calcanhares, coluna ereta, braços esticados com o dorso das mãos na parede. Aproxime a nuca da parede com o topo da cabeça para cima. Mantenha o centro do peito aberto e o esterno para o alto, distancie os ombros do pescoço com o queixo paralelo ao solo. Eleve a perna direita estendida para a frente.

B Em pé, de frente para A, pés afastados na largura do quadril, coloque a planta do pé de A no meio do peito, empurrando o pé em direção ao quadril. Mantenha os dois lados do quadril de A contra a parede.

A Com a perna elevada e esticada, abaixe a virilha externa direita. Perna esquerda estendida, quadríceps contraídos contra a parede.

Variação: manter a postura descrita e elevar os braços com polegares unidos, braços esticados, giro dos ombros afastando-os do pescoço.

A e **B** Repitam do outro lado.

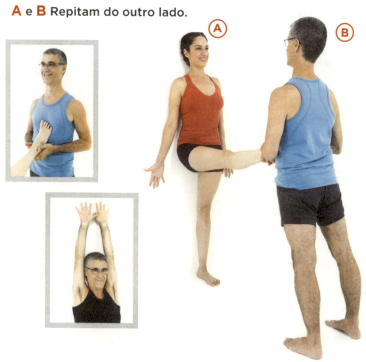

Asana 76
Utthita Padangusthasana II

Classificação **
Utthita = estendido
Pada = pé
Angustha = dedão do pé

A Com o corpo contra a parede, pés e pernas unidos, contraia os quadríceps elevando as patelas. Gire as coxas para dentro, abaixe as nádegas em direção aos calcanhares, coluna ereta, braços esticados com o dorso das mãos na parede. Aproxime a nuca da parede com o topo da cabeça para cima. Mantenha o centro do peito aberto e o esterno para o alto, distancie os ombros do pescoço com o queixo paralelo ao solo. Eleve a perna direita estendida para a frente.

B Em pé, de frente para A, pés afastados na largura do quadril, coloque a planta do pé de A sob as mãos ou no peito, empurrando o pé em direção ao quadril. Mantenha os dois lados do quadril de A contra a parede e caminhe para a sua lateral esquerda, alongando lateralmente a perna direita de A.

A Com a perna elevada e esticada, abaixe a virilha externa direita, mantendo o quadril esquerdo contra a parede após o afastamento lateral da perna direita.

Para sair da postura, coloque a perna para a frente, depois abaixe-a.

A e **B** Repitam do outro lado.

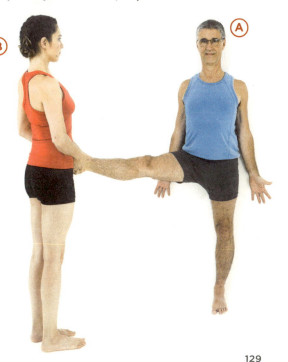

Asana 77
Vrikshasana

Classificação **
Vrikhsa = árvore

A Com o corpo contra a parede, pés e pernas unidos, contraia os quadríceps elevando as patelas. Abaixe as nádegas em direção aos calcanhares, coluna ereta, braços esticados com o dorso das mãos na parede. Aproxime a nuca da parede com o topo da cabeça para cima. Mantenha o centro do peito aberto e o esterno para o alto, distancie os ombros do pescoço girando e conduzindo os tríceps para a frente, com o queixo paralelo ao solo. Flexione o joelho direito levando-o para a parede. Com a ajuda da mão, coloque o pé direito na virilha interna esquerda ou o mais alto possível. Mantenha o pé esquerdo aberto no solo, ative os músculos da perna esquerda contraindo os quadríceps e elevando a patela do joelho. Eleve os braços para a frente até a linha dos ombros, una os polegares e estique os braços para cima. Cristas ilíacas alinhadas, joelho elevado apontando para baixo, mesmo alongamento dos dois lados do tronco, ombros distantes das orelhas.

B De frente para A, com um pé à frente e outro atrás, coloque as mãos sobrepostas na parte superior anterior da coxa de A e empurre-a em direção à parede.

A Mantenha as cristas ilíacas alinhadas e empurre o joelho direito contra a parede. Estique os braços e eleve o tronco para cima.

A e **B** Repitam do outro lado.

Contraindicação: pressão alta.

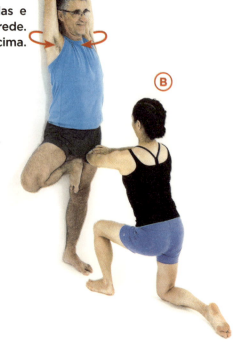

Asana 78
Utthita Trikonasana

Classificação **
Utthita = estendido, esticado
Tri = três
Kona = ângulo

A Encostado na parede, estique os braços em linha com os ombros, palmas para baixo. Afaste os pés paralelos abaixo da linha das palmas das mãos. Gire o pé esquerdo ligeiramente para dentro (até 30°) com o calcanhar na parede, gire o pé direito (90°) para a direita, com o calcanhar alinhado com o arco do pé esquerdo. Coloque um bloco entre o tornozelo e a parede. Gire a coxa direita para fora e flexione o tronco para a direita apoiando a mão no bloco. Leve o braço esquerdo esticado para o alto com o dorso da mão na parede, ombros em linha reta. Mantenha a perna esquerda esticada com a lateral externa do pé contra o solo. Alongue os dois lados do tronco igualmente.

B Coloque um cinto na parte superior da coxa direita de A e segure com as mãos. Sentado, incline-se para trás e apoie o pé direito na parte anterior e superior da coxa esquerda de A e empurre-a para a parede. Segure o cinto com as mãos e puxe-o em sua direção.

A e **B** Repitam do outro lado.

Contraindicação: período menstrual.

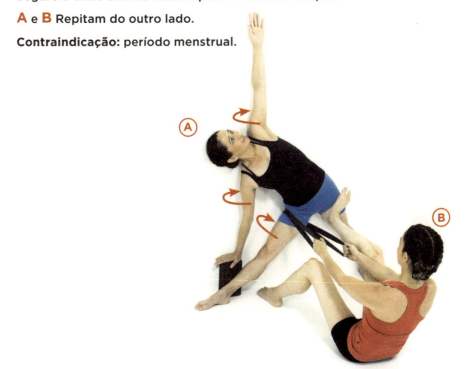

Asana 79
Utthita Trikonasana

Classificação **
Utthita = estendido, esticado
Tri = três
Kona = ângulo

A Coloque um bloco na parede, estique os braços na linha dos ombros e afaste os pés paralelos na largura das palmas das mãos, tocando o calcanhar externo do pé esquerdo no bloco. Gire o pé esquerdo ligeiramente para dentro (até 30°), mantendo o calcanhar no bloco, gire o pé direito (90°) para a direita, com o calcanhar alinhado com o arco do pé esquerdo. Coloque a mão esquerda na cintura.

B Segure o antebraço direito de A e puxe-o em sua direção, alongando a cintura direita de A.

A Mantenha os pés firmes no solo, empurre o bloco com o calcanhar, mantendo a perna esquerda esticada. Contraia os quadríceps e evite projetar o quadril esquerdo para a frente. Estenda o braço esquerdo para cima alinhando os ombros. Estique ao máximo o lado direito do corpo.

A e **B** Repitam do outro lado.

Contraindicação: período menstrual.

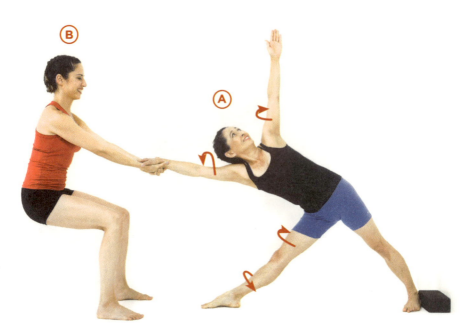

Asana 80
Utthita Trikonasana

Classificação **
Utthita = estendido, esticado
Tri = três
Kona = ângulo

A Estique os braços na linha dos ombros e afaste os pés paralelos na largura das palmas das mãos. Gire o pé esquerdo ligeiramente para dentro (até 30°) e o pé direito (90°) para a direita, com o calcanhar alinhado ao arco do pé esquerdo. Coloque a mão esquerda na cintura.

B Coloque um cinto afivelado na parte interna da virilha esquerda de A, formando duas alças. Segure por dentro das alças e puxe-as em sua direção.

A Gire a coxa direita para fora e faça uma flexão lateral com o tronco para a direita, depois apoie a mão no meio da canela. Firme a borda externa do pé esquerdo no solo e calcanhar no chão, mantendo a perna esticada. Estique o braço esquerdo para cima, mantenha os ombros no mesmo alinhamento vertical e vire o rosto para cima.

A e **B** Repitam do outro lado.

Contraindicação: período menstrual.

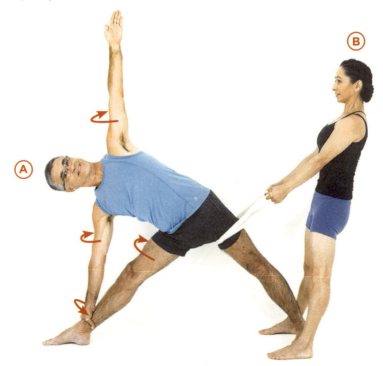

Asana 81
Utthita Parsvakonasana

Classificação **
Utthita = estendido, esticado
Parsva = lado
Kona = ângulo

A Estique os braços na linha dos ombros e afaste os pés paralelos na largura das palmas das mãos. Gire o pé esquerdo ligeiramente para dentro (até 30°) e o pé direito (90°) para a direita, com o calcanhar alinhado ao arco do pé esquerdo.

B Coloque um cinto afivelado na parte interna da virilha esquerda de A, formando duas alças. Segure por dentro das alças e puxe-as em sua direção.

A Gire a coxa direita para fora, ao mesmo tempo flexione o joelho em cima do tornozelo. Apoie a mão direita no solo ou em um bloco, na lateral externa do pé, e empurre o joelho direito para o braço direito. Vire a palma esquerda para dentro e leve o braço esticado próximo à orelha ou até sentir o alongamento intenso da lateral esquerda do tronco. Empurre a escápula do lado direito para a frente. Mantenha a perna esquerda esticada com o quadríceps contraído.

A e **B** Repitam do outro lado.

Contraindicação: período menstrual.

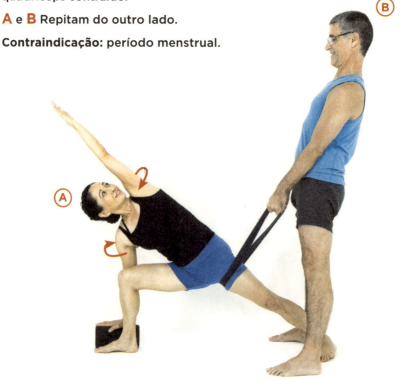

Asana 82
Virabhadrasana I

Classificação ***
Virabhadra = guerreiro

A Em pé, de frente para a parede, coloque o pé direito com os dedos flexionados no rodapé e o joelho pressionando o bloco. Apoie as mãos na parede e afaste a perna esquerda para trás, até que a coxa direita fique paralela ao chão. Com o calcanhar esquerdo para cima, mantenha a perna esticada e gire a coxa para dentro.

B Passe um cinto envolvendo a coxa esquerda de A, girando-a firmemente para dentro e sustentando-a para cima.

A Mantenha o tronco verticalizado, com o topo da cabeça para cima. Alinhe as cristas ilíacas do quadril. Erga a região do púbis e mantenha a perna de trás bem esticada.

A e **B** Repitam do outro lado.

Contraindicação: período menstrual.

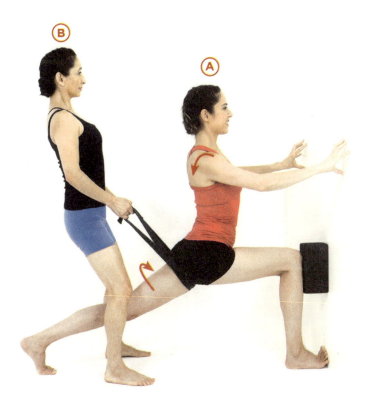

Asana 83
Virabhadrasana II

Classificação ***
Virabhadra = guerreiro

A Encostado na parede, estique os braços em linha com os ombros, palmas das mãos para baixo. Afaste os pés paralelos abaixo da linha das palmas das mãos. Gire o pé esquerdo ligeiramente para dentro (até 30°) com o calcanhar na parede, gire o pé direito (90°) para a direita, afastado meio palmo da parede e com o calcanhar alinhado ao arco do pé esquerdo. Gire a coxa direita para fora e flexione o joelho em cima da linha do tornozelo. Mantenha a perna esquerda esticada com a lateral externa do pé contra o solo. Observe o seu tronco verticalizado para o alto, olhar voltado para o dedo médio da mão direita, queixo paralelo ao solo. Contraia a coxa esquerda empurrando-a contra a parede e eleve o púbis na direção do peito.

B Sentado no solo, coloque o cinto junto à virilha direita de A. Com o pé direito, empurre contra a parede a parte anterior e superior da coxa esquerda de A. Empurre com o pé esquerdo a parte interna da coxa direita de A, próximo ao joelho direito, em direção à parede. Puxe o cinto em sua direção.

A e **B** Repitam do outro lado.

Contraindicação: período menstrual e pressão alta.

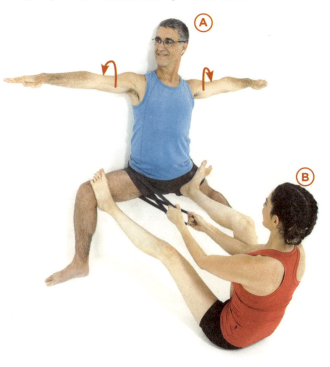

Asana 84
Virabhadrasana III

Classificação ****
Virabhadra = guerreiro

A Coloque uma cadeira à sua frente. Em pé, com os pés unidos, contraia os quadríceps elevando as patelas dos joelhos. Com as pernas esticadas, abaixe levemente as nádegas em direção aos calcanhares, coluna ereta, braços esticados ao lado do quadril. Estique os braços para cima, flexione o quadril à frente, apoiando as mãos no encosto da cadeira. Puxe o esterno para a frente e empurre as escápulas para o peito. Gire os ombros afastando-os do pescoço. Sinta o peso nos metatarsos. Eleve a perna esquerda.

B Segure o tornozelo de A, mantendo a perna elevada na altura do quadril. Observe o alinhamento do quadril para que as nádegas fiquem na mesma altura, informando A sobre a necessidade de ajustes.

A Mantenha as pernas esticadas com os quadríceps contraídos. Rosto para a frente. Alinhe as cristas ilíacas mantendo-as paralelas ao solo.

A e **B** Repitam do outro lado.

Contraindicação: período menstrual.

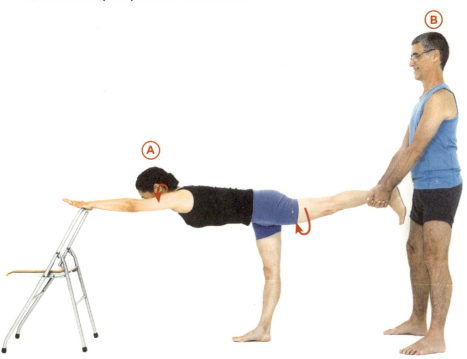

Asana 85
Ardha Chandrasana

Classificação **
Ardha = metade
Chandra = Lua

A Encostado na parede, estique os braços em linha com os ombros, palmas das mãos para baixo. Afaste os pés paralelos abaixo das linhas dos punhos. Coloque um bloco na parede distante do pé direito (como na foto). Gire o pé esquerdo ligeiramente para dentro (até 30°) com o calcanhar na parede, o pé direito (90°) para a direita, com o calcanhar alinhado ao arco do pé esquerdo. Gire a coxa direita para fora, flexionando o joelho direito em cima do tornozelo. Apoie a mão direita no bloco e a mão esquerda na cintura esquerda. Aproxime o pé esquerdo do direito e eleve o calcanhar esquerdo do chão. Passe o peso para a perna direita, eleve a perna esquerda firme e esticada até que fique paralela ao solo. Mantenha as costas e o quadril direito na parede, gire o quadril esquerdo para o alto e eleve o braço esquerdo para o teto, deixando os ombros em linha reta.

B Em pé, empurre com o quadril a parte anterior e superior da coxa elevada de A em direção à parede.

A e **B** Repitam do outro lado.

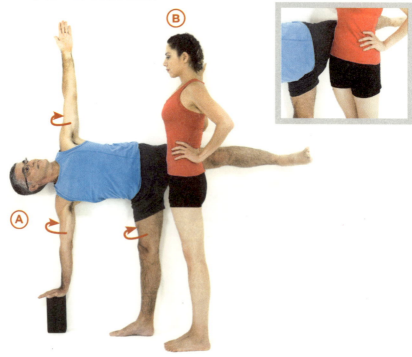

Asana 86
Prasarita Padottanasana

Classificação ***
Prasarita = estendido, expandido
Pada = pé
Uttana = estiramento intenso

A Encostado na parede, estique os braços em linha com os ombros, palmas das mãos para baixo. Afaste os pés paralelos além da linha das palmas das mãos. Coloque as mãos na cintura com um dos pés à frente, flexione o quadril apoiando as mãos no chão e volte o pé à posição inicial.

B Em pé, empurre a parte anterior e superior das coxas de A para trás.

A Com as mãos na largura dos ombros, caminhe em direção à parede encostando os punhos. Topo da cabeça tocando o solo ou um bloco.

Contraindicação: período menstrual.

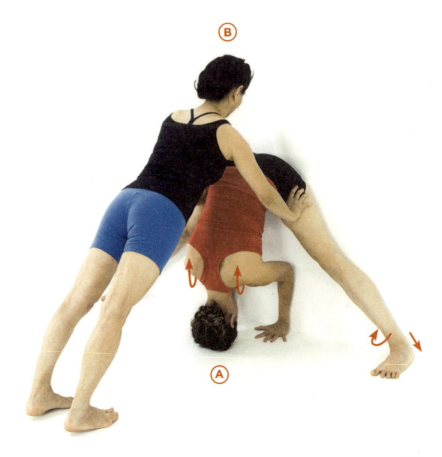

Asana 87
Prasarita Padottanasana

Classificação ***
Prasarita = estendido, expandido
Pada = pé
Uttana = estiramento intenso

A Encostado na parede, estique os braços em linha com os ombros, palmas das mãos para baixo. Afaste os pés paralelos além da linha das palmas das mãos. Coloque as mãos na cintura com um dos pés à frente, flexione o quadril apoiando as mãos no chão e volte o pé à posição inicial.

B Em pé, com as mãos espalmadas no lado de trás do quadril de A, empurre-o contra a parede.

A Com as mãos na largura dos ombros, caminhe em direção à parede encostando os punhos. Topo da cabeça tocando o solo ou um bloco.

Contraindicação: período menstrual.

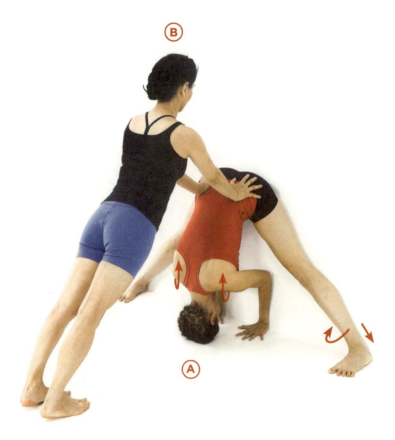

Asana 88
Prasarita Padottanasana

Classificação **
Prasarita = estendido, expandido
Pada = pé
Uttana = estiramento intenso

A Encostado na parede, estique os braços em linha com os ombros, palmas das mãos para baixo. Afaste os pés paralelos além da linha das palmas das mãos. Coloque as mãos na cintura com um dos pés à frente, flexione o quadril apoiando as mãos no chão e volte o pé à posição inicial.

B Em pé, em frente de A, flexione o quadril e apoie as mãos na parte anterior e superior das coxas, empurrando-as para a parede.

A Eleve os braços e segure por trás das coxas de B, mantenha o peito paralelo ao solo e estique os cotovelos.

B Caminhe para trás e, com as pernas firmes, estique os braços de A.

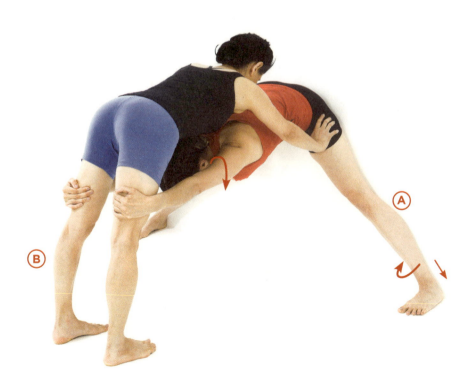

Asana 89
Prasarita Padottanasana

Classificação ***
Prasarita = estendido, expandido
Pada = pé
Uttana = estiramento intenso

A Encostado na parede, estique os braços em linha com os ombros, palmas das mãos para baixo. Afaste os pés paralelos além da linha das palmas das mãos. Coloque as mãos na cintura com um dos pés à frente, flexione o quadril apoiando as mãos no chão e volte o pé à posição inicial.

B Sentado no chão, apoie os pés na parte anterior e superior das coxas de A e empurre-as contra a parede. Apoie as mãos atrás das costas para ter apoio ou deite-se no chão.

A Com as mãos na largura dos ombros, caminhe em direção à parede encostando os punhos. Topo da cabeça tocando o solo ou um bloco.

Contraindicação: período menstrual.

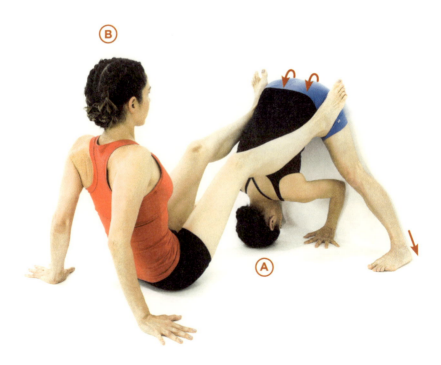

Asana 90
Utthita Parsvottanasana

Classificação ***
Utthita = estendido, esticado
Parva = lado
Uttana = estiramento intenso

A Coloque uma cadeira à sua frente. Afaste os pés – cerca de 1 metro ou como na foto. Eleve os braços ao lado das orelhas. Gire o pé esquerdo para dentro (até 40°) e o pé direito (90°) para a direita, com o calcanhar alinhado ao arco do pé esquerdo. Gire o quadril e o tronco à direita. Flexione o quadril apoiando o centro das palmas das mãos no encosto da cadeira, braços esticados. Gire os ombros afastando-os do pescoço. Rosto paralelo ao solo.

B Em pé, passe um cinto na parte anterior e superior da coxa direita de A. Puxe-a para trás, alinhando os dois lados do quadril.

A e B Repitam do outro lado.

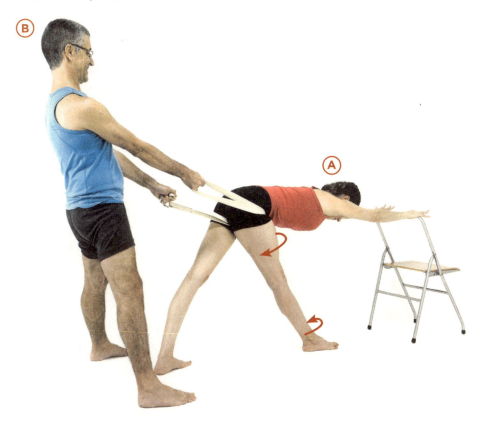

Asana 91
Ardha Uttanasana

Classificação **
Ardha = metade
Ut = intenso
Tan = alongar

A Em pé, pés afastados na largura do quadril, contraia os quadríceps elevando as patelas. Gire as coxas para dentro, abaixe as nádegas em direção aos calcanhares, coluna ereta, braços esticados ao lado do quadril. Estique os braços para cima, flexione o quadril para a frente e apoie as mãos no solo ou em dois blocos, abaixo dos ombros. Mantenha a coluna côncava e puxe o esterno para a frente. Sinta o peso nos metatarsos.

B Coloque um cinto atrás do quadril de A e passe-o por dentro das virilhas. Puxe o cinto para fora, fazendo o giro interno das coxas.

A Mantenha a postura anterior e observe os ísquios se afastarem.

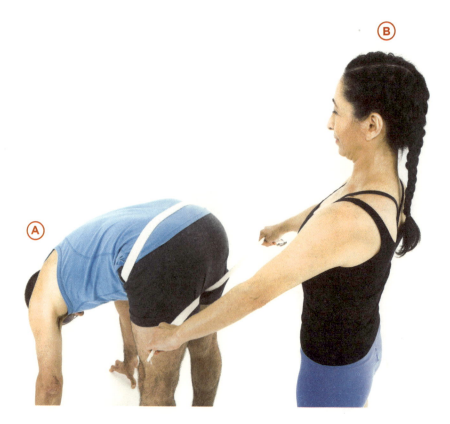

Asana 92
Ardha Uttanasana

Classificação **
Ardha = metade
Ut = intenso
Tan = alongar

A Coloque uma cadeira à sua frente. Em pé, com os pés unidos, contraia os quadríceps elevando as patelas. Gire as coxas para dentro, abaixe as nádegas em direção aos calcanhares, coluna ereta, braços esticados ao lado do quadril. Estique os braços para cima, flexione o quadril para a frente e apoie as mãos no encosto da cadeira. Puxe o esterno para a frente e empurre as escápulas para o peito. Gire os ombros, afastando-os do pescoço. Sinta o peso nos metatarsos.

B Em pé, atrás de A, passe um cinto afivelado na parte anterior e superior das coxas de A, segurando nas alças. Puxe o cinto em sua direção.

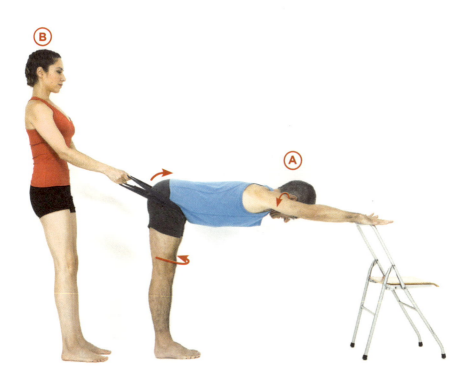

Asana 93
Uttanasana

Classificação ****
Ut = intenso
Tan = alongar

A Com o corpo contra a parede, pés e pernas afastados na largura do quadril, contraia os quadríceps elevando as patelas dos joelhos. Gire as coxas para dentro, com as pernas esticadas abaixe levemente as nádegas em direção aos calcanhares, coluna ereta, braços esticados com o dorso das mãos na parede. Aproxime a nuca da parede, com o topo da cabeça para cima. Mantenha o centro do peito aberto e o esterno para o alto, distancie os ombros do pescoço com o queixo paralelo ao solo. Coloque um pé à frente, estique os braços para cima, flexione o quadril e apoie as mãos no chão.

B Em pé, com as mãos espalmadas na região lombar de A, dedos para fora, empurre-a para a frente em direção à parede.

A Retorne os pés na parede, mantendo-os afastados na largura do quadril. Segure os tornozelos com as mãos, flexione os cotovelos para as laterais, aproximando o tronco das coxas. Observe o peso nos metatarsos.

Contraindicação: período menstrual.

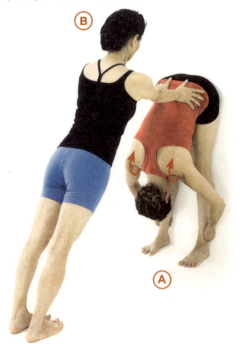

Asana 94
Mochila com cinto

Classificação *

A Coloque um cinto na região das escápulas com as pontas para a frente (foto 1). Passe o cinto pela frente dos ombros em direção às escápulas (foto 2).

B Cruze o cinto no meio das escápulas e puxe para baixo, afastando os ombros do pescoço (foto 3).

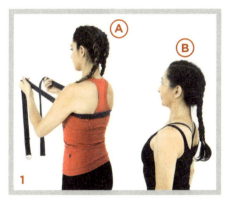

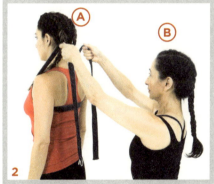

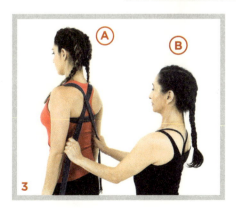

Asana 95
Ardha Adho Mukha Vrikshasana

Classificação ****
Ardha = meia
Adho = para baixo
Mukha = face
Vrikhsa = árvore

A Sente-se sobre os calcanhares de costas para a parede com as pernas e joelhos unidos. Apoie a testa no chão mantendo os ísquios nos calcanhares, estique os braços para a frente e coloque as palmas das mãos no chão, separadas na largura dos ombros com os dedos médios paralelos. Mantendo as mãos no chão, eleve o tronco em quatro apoios. Com os joelhos e pés na largura do quadril, flexione os tornozelos e apoie os dedos dos pés no chão, estique os joelhos e eleve o quadril para cima. Apoie o pé direito e depois o pé esquerdo na altura do quadril, na parede. Direcione os ísquios afastando-os das coxas e as escápulas em direção ao peito. Com as mãos, empurre o chão para baixo, gire os ombros afastando-os do pescoço. Relaxe o pescoço e a cabeça.

B Sentado, com as mãos apoiadas atrás do quadril, flexione os joelhos e coloque os pés nas escápulas de A, empurre-as para a frente e para cima.

Contraindicação: túnel do carpo ou lesão no punho, pressão alta, pressão intraocular (glaucoma), cefaleia, período menstrual e problemas cardíacos.

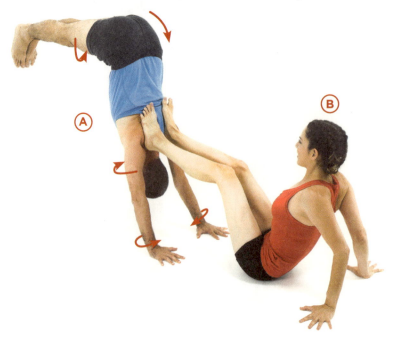

Asana 96
Adho Mukha Vrikshasana

Classificação ****
Adho = para baixo
Mukha = face
Vrikhsa = árvore

B Em pé, encoste-se na parede com os pés afastados, a um palmo de distância da parede.

A Em pé, de frente para B, eleve os braços e flexione o quadril para a frente, apoiando as mãos no chão por dentro dos pés de B. Caminhe para a frente.

B Flexione os joelhos na altura das escápulas de A, segure com as mãos as cristas ilíacas, puxando o quadril de A para a parede.

A Eleve a perna direita para cima. Com o joelho esquerdo flexionado, dê um impulso para elevar as pernas na parede. Mantenha os pés unidos e os calcanhares na parede, gire as coxas para dentro e contraia os quadríceps.

B Com os braços firmes e esticados, gire os ombros, afastando-os do pescoço. Empurre o chão para baixo com as mãos. Topo da cabeça para baixo.

B Mantenha as mãos nas cristas ilíacas de A. Com os joelhos, empurre as escápulas para a frente, em direção ao peito.

Para sair da postura, B continua segurando as cristas ilíacas de A.

A abaixa uma perna e depois a outra, apoiando os pés no chão. Flexionando os joelhos, senta nos calcanhares. Em seguida flexiona-se à frente, descansa a testa no solo e os braços esticados para trás em direção aos pés.

Contraindicação: túnel do carpo ou lesão no punho, pressão alta, pressão intraocular (glaucoma), cefaleia, período menstrual e problemas cardíacos.

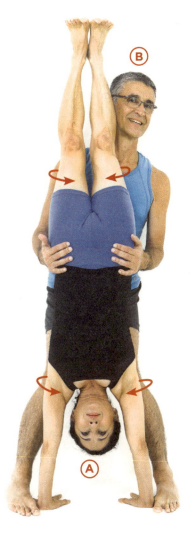

Asana 97
Viparita Karani

Classificação *
Viparita = invertido
Karani = corpo

A Coloque o almofadão afastado da parede por 2 bloquinhos. Deite-se de lado com os joelhos dobrados, apoiando o quadril no almofadão. Gire o corpo, estique as pernas em direção ao teto e as nádegas tocando a parede. Relaxe os braços próximo ao tronco com as palmas das mãos para cima. Mantenha o queixo em direção ao peito com o pescoço relaxado. Permaneça na postura de 5 a 15 minutos.

Para sair, faça movimentos lentos e deite-se para o lado direito no chão e fique entre 1 e 2 minutos, em seguida sente-se e permaneça entre 1 e 2 minutos.

B Após A estar na postura, tire a escápula direita do solo e puxe-a para fora e na direção do quadril. Repita do outro lado, em seguida empurre os ombros de A para baixo e em direção à parede.

Contraindicação: período menstrual.

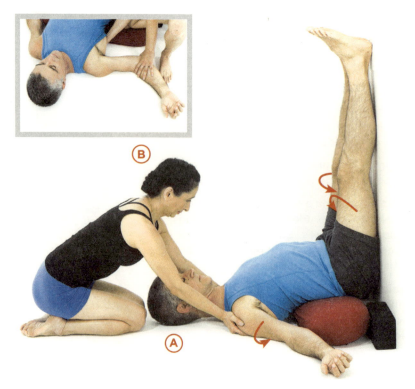

Asana 98
Halasana

Classificação ***
Hala = arado

A Coloque 3 cobertores sobrepostos com as dobras na direção da cadeira. Sentado nas dobras dos cobertores com as pernas esticadas em direção à cadeira, coloque o meio do assento acima dos pés para ajustar a distância correta para entrar na postura. Vire-se e deite-se com a cabeça voltada para a cadeira, apoiando uma parte do pescoço sobre o cobertor (como na foto). Estique os braços e gire os ombros, afastando-os do pescoço. Apoie as mãos no chão e, com um impulso, leve a ponta dos dedos dos pés sobre o assento.

B Em pé, com os pés afastados nas laterais externas dos braços de A, observe se 1/3 do pescoço de A está apoiado nos cobertores. Passe um cinto afivelado na parte anterior e superior das coxas de A. Puxe para cima, sem tirar os ombros de A dos cobertores. Mantenha as coxas firmes e a coluna ereta.

A Mantenha as pernas esticadas. Gire as coxas para dentro e contraia os quadríceps. Palmas das mãos para cima.

Contraindicação: período menstrual, hérnia ou protusão discal na cervical, pressão intraocular (glaucoma).

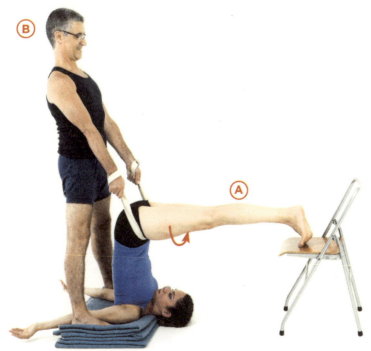

Asana 99
Shavasana

Classificação *
Shava = cadáver

A Deite-se no chão com as pernas unidas e braços ao lado do corpo. Relaxe as pernas e solte-as para as laterais. Relaxe todo o corpo.

B Sentado, passe uma toalha na base do crânio de A. Com as mãos próximas às orelhas de A, puxe a cabeça em sua direção sem elevá-la do chão.

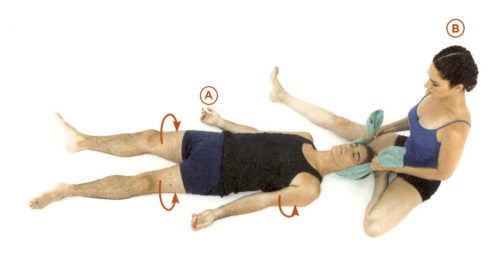

Asana 100
Shavasana

Classificação *
Shava = cadáver

A e **B** Deitem-se no chão. A ou B apoia a cabeça no abdome do outro (como na foto). Relaxem na postura.

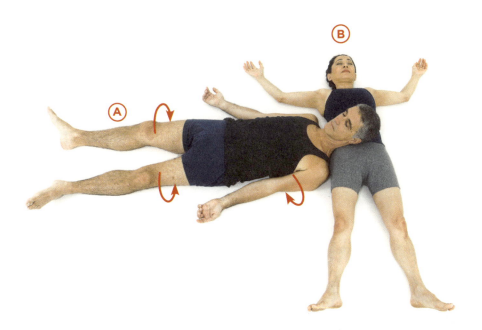

CAPÍTULO 5

Indicações terapêuticas

Agora que você já percorreu os asanas em duplas, você vai encontrar nesta parte do livro várias indicações de posturas terapêuticas agrupadas por sintomas. Não são séries, mas sim posturas que podem ser praticadas em sequências distintas. Se você é iniciante, recomendo começar com no máximo quatro posturas por vez para um mesmo sintoma.

Para facilitar a consulta, foi inserido um índice remissivo no final do livro. Em cada sintoma há fotos com as páginas em que você encontrará as explicações de como executar cada asana indicado.

Alguns asanas promovem melhoras no momento em que você estiver sentindo o sintoma, outros são preventivos, e alguns podem ter dupla função: de alívio e prevenção. Esse tipo de experiência varia entre os praticantes, então a orientação é que você observe durante a execução se há melhora do sintoma ao praticar um determinado asana. Não continue se o mal-estar persistir.

Saliento que nenhuma dessas posturas indicadas terapeuticamente substitui o devido acompanhamento e tratamento com médico especializado para cada sintoma. Considere-as apenas como suporte para trazer benefícios aos devidos tratamentos necessários.

Caso você tenha consultado diretamente essa parte do livro, oriento que leia antes e com atenção todos os capítulos iniciais e as recomendações logo no início do Capítulo 4.

Importante: aprenda a executar o asana 94 - mochila com cinto, que aparece várias vezes como parte de outras posturas indicadas a seguir.

Indicações dos asanas terapêuticos

1. ABERTURA PÉLVICA - RIGIDEZ DO QUADRIL

Asana 5 | pág. 58

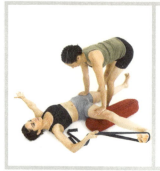

Asana 32 | pág. 85

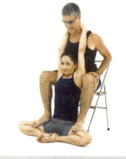

Asana 35 | pág. 88

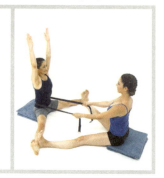

Asana 31 | pág. 84

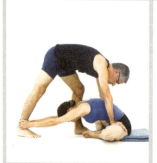

Asana 86 | pág. 139

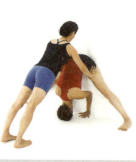

Asana 78 | pág. 131

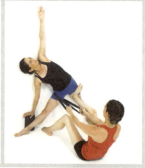

Asana 81 | pág. 134

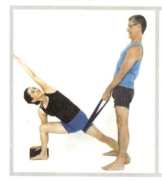

Asana 75 | pág. 128

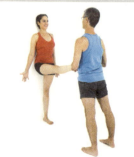

Asana 83 | pág. 136

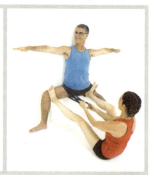

2. ACIDEZ - DIGESTÃO

Asana 38 | pág. 91

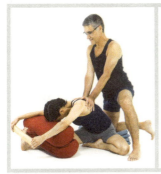

Asana 11 | pág. 64

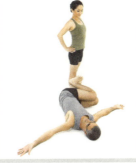

Asana 41 | pág. 94

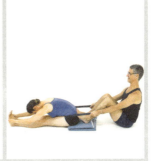

Asana 42 | pág. 95

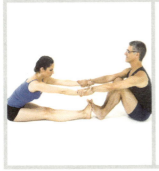

Asana 72 | pág. 125

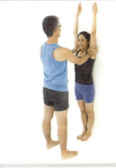

Asana 80 | pág. 133

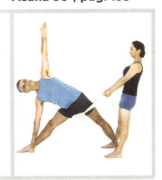

Asana 83 | pág. 136

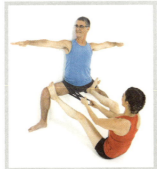

Asana 30 | pág. 83

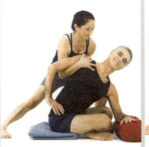

Asana 29 | pág. 82

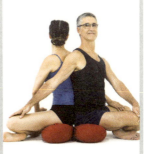

3. ALONGAMENTO – MÚSCULOS ANTERIORES

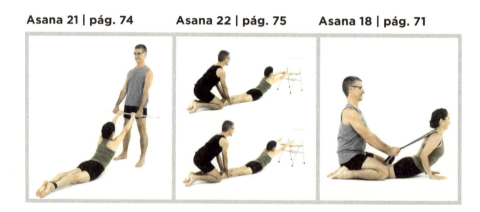

Asana 20 | pág. 73
Asana 16 | pág. 69
Asana 17 | pág. 70
Asana 21 | pág. 74
Asana 22 | pág. 75
Asana 18 | pág. 71

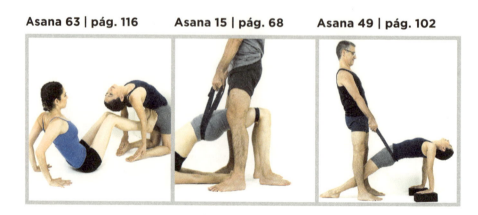

Asana 63 | pág. 116
Asana 15 | pág. 68
Asana 49 | pág. 102

4. ALONGAMENTO – MÚSCULOS POSTERIORES

Asana 4 | pág. 57   Asana 13 | pág. 66   Asana 45 | pág. 98

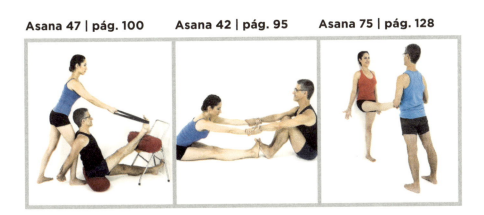

Asana 47 | pág. 100   Asana 42 | pág. 95   Asana 75 | pág. 128

Asana 62 | pág. 115   Asana 93 | pág. 146   Asana 92 | pág. 145

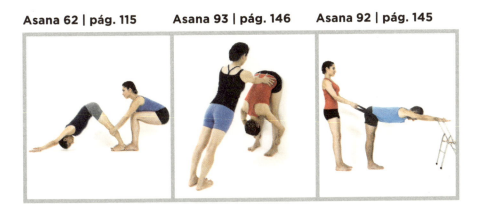

5. ANSIEDADE

Asana 63 | pág. 116 **Asana 26 | pág. 79** **Asana 38 | pág. 91**

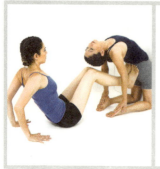 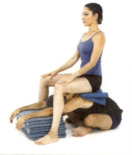 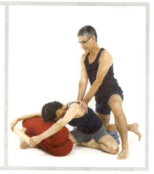

Asana 42 | pág. 95 **Asana 71 | pág. 124** **Asana 92 | pág. 145**

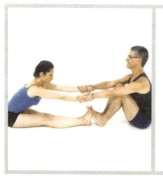 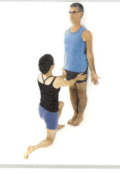 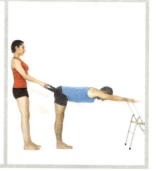

Asana 88 | pág. 141 **Asana 60 | pág. 113** **Asana 80 | pág. 133**

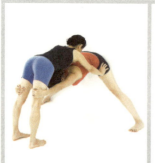 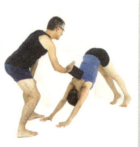 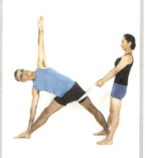

5. ANSIEDADE (continuação)

6. ASMA

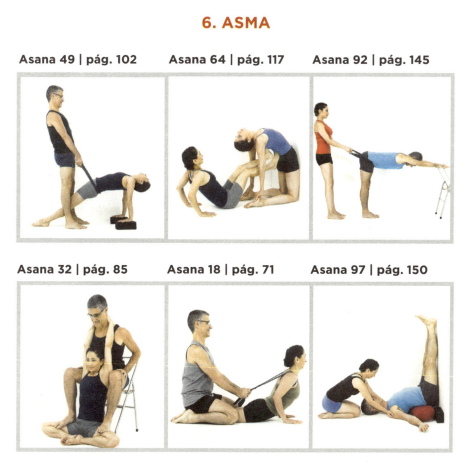

6. ASMA (continuação)

Asana 20 | pág. 73 **Asana 60 | pág. 113** **Asana 85 | pág. 138**

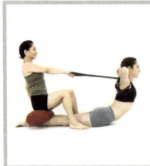 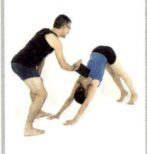 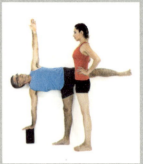

7. BRONQUITE

Asana 57 | pág. 110 **Asana 97 | pág. 150** **Asana 64 | pág. 117**

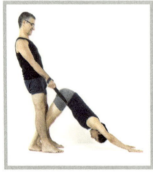 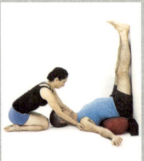 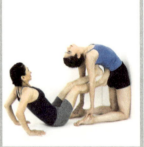

Asana 98 | pág. 151 **Asana 49 | pág. 102** **Asana 28 | pág. 81**

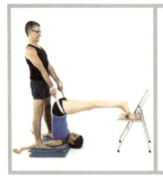 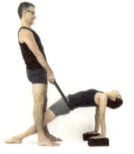 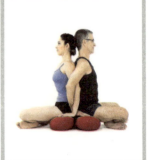

7. BRONQUITE (continuação)

Asana 99 | pág. 152　　**Asana 32 | pág. 85**　　**Asana 14 | pág. 67**

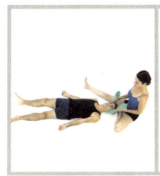 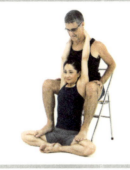 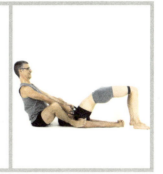

8. CÃIBRAS - BRAÇOS E PERNAS

Asana 4 | pág. 57　　**Asana 5 | pág. 58**　　**Asana 26 | pág. 79**

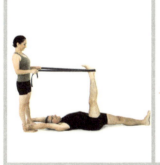 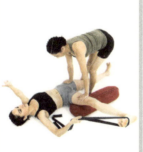 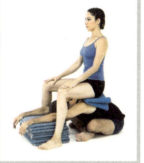

Asana 71 | pág. 124　　**Asana 72 | pág. 125**　　**Asana 23 | pág. 76**

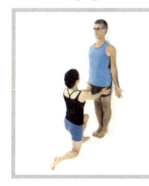 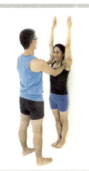 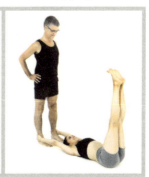

8. CÃIBRAS - BRAÇOS E PERNAS (continuação)

Asana 53 | pág. 106

Asana 54 | pág. 107

Asana 90 | pág. 143

Asana 80 | pág. 133

Asana 81 | pág. 134

Asana 87 | pág. 140

Asana 93 | pág. 146

Asana 62 | pág. 115

Asana 97 | pág. 150

9. CALMANTE PARA AGITAÇÃO

Asana 38 | pág. 91

Asana 39 | pág. 92

Asana 24 | pág. 77

Asana 93 | pág. 146

Asana 57 | pág. 110

Asana 87 | pág. 140

Asana 66 | pág. 119

Asana 67 | pág. 120

Asana 10 | pág. 63

9. CALMANTE PARA AGITAÇÃO (continuação)

Asana 97 | pág. 150

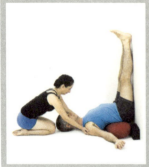

Asana 98 | pág. 151

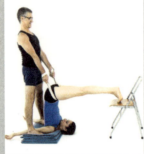

Asana 54 | pág. 107

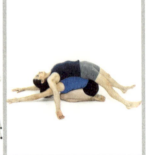

Asana 26 | pág. 79

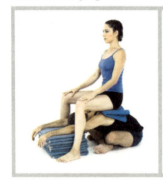

Asana 28 | pág. 81

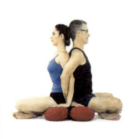

Asana 29 | pág. 82

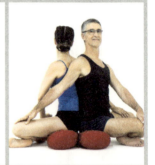

10. CANSAÇO OCULAR

Asana 57 | pág. 110

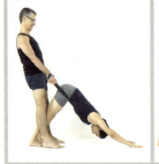

Asana 87 | pág. 140

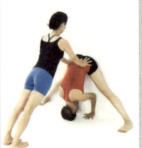

Asana 93 | pág. 146

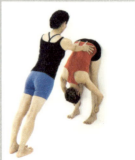

10. CANSAÇO OCULAR (continuação)

Asana 97 | pág. 150   **Asana 26 | pág. 79**   **Asana 39 | pág. 92**

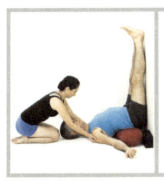 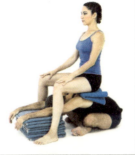 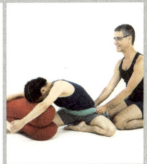

11. CANSAÇO MENTAL

Asana 19 | pág. 72   **Asana 18 | pág. 71**   **Asana 20 | pág. 73**

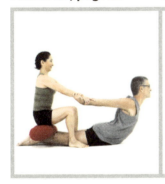 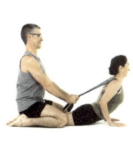 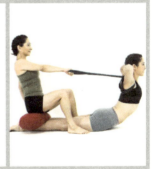

Asana 57 | pág. 110   **Asana 58 | pág. 111**   **Asana 38 | pág. 91**

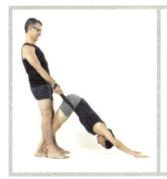 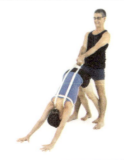 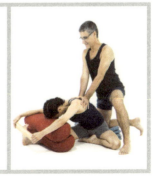

11. CANSAÇO MENTAL (continuação)

Asana 42 | pág. 95

Asana 30 | pág. 83

Asana 50 | pág. 103

Asana 93 | pág. 146

Asana 56 | pág. 109

Asana 87 | pág. 140

Asana 63 | pág. 116

Asana 97 | pág. 150

Asana 98 | pág. 151

12. CIFOSE DORSAL

Asana 19 | pág. 72

Asana 18 | pág. 71

Asana 20 | pág. 73

Asana 27 | pág. 80

Asana 60 | pág. 113

Asana 63 | pág. 116

Asana 14 | pág. 67

Asana 74 | pág. 127

Asana 73 | pág. 126

13. CONCENTRAÇÃO

Asana 57 | pág. 110

Asana 97 | pág. 150

Asana 95 | pág. 148

Asana 98 | pág. 151

Asana 85 | pág. 138

Asana 77 | pág. 130

Asana 96 | pág. 149

Asana 75 | pág. 128

Asana 76 | pág. 129

13. CONCENTRAÇÃO (continuação)

Asana 82 | pág. 135   **Asana 84 | pág. 137**   **Asana 90 | pág. 143**

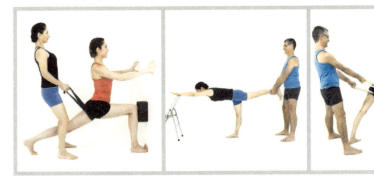

14. DEPENDÊNCIA QUÍMICA

Asana 38 | pág. 91   **Asana 41 | pág. 94**   **Asana 47 | pág. 100**

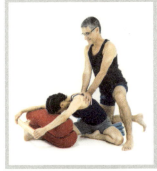
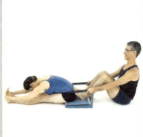
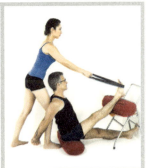

Asana 65 | pág. 118   **Asana 57 | pág. 110**   **Asana 98 | pág. 151**

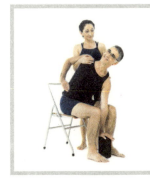
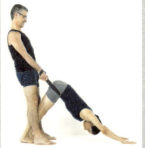
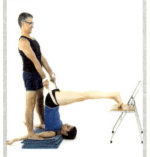

14. DEPENDÊNCIA QUÍMICA (continuação)

Asana 1 | pág. 54

Asana 29 | pág. 82

Asana 27 | pág. 80

Asana 87 | pág. 140

Asana 85 | pág. 138

Asana 92 | pág. 145

Asana 14 | pág. 67

Asana 97 | pág. 150

Asana 28 | pág. 81

15. DEPRESSÃO

Asana 19 | pág. 72

Asana 20 | pág. 73

Asana 28 | pág. 81

Asana 21 | pág. 74

Asana 18 | pág. 71

Asana 38 | pág. 91

Asana 42 | pág. 95

Asana 33 | pág. 86

Asana 63 | pág. 116

15. DEPRESSÃO (continuação)

Asana 57 | pág. 110

Asana 93 | pág. 146

Asana 87 | pág. 140

Asana 96 | pág. 149

Asana 80 | pág. 133

Asana 82 | pág. 135

Asana 83 | pág. 136

Asana 84 | pág. 137

Asana 85 | pág. 138

16. DIGESTÃO

Asana 33 | pág. 86

Asana 25 | pág. 78

Asana 36 | pág. 89

Asana 71 | pág. 124

Asana 72 | pág. 125

Asana 80 | pág. 133

Asana 85 | pág. 138

Asana 32 | pág. 85

Asana 83 | pág. 136

17. DOR DE CABEÇA/CEFALEIA

Asana 38 | pág. 91

Asana 41 | pág. 94

Asana 87 | pág. 140

Asana 67 | pág. 120

Asana 97 | pág. 150

Asana 58 | pág. 111

Asana 66 | pág. 119

Asana 50 | pág. 103

Asana 53 | pág. 106

18. DOR CIÁTICA

Asana 4 | pág. 57

Asana 5 | pág. 58

Asana 7 | pág. 60

Asana 35 | pág. 88

Asana 43 | pág. 96

Asana 44 | pág. 97

Asana 38 | pág. 91

Asana 80 | pág. 133

Asana 84 | pág. 137

18. DOR CIÁTICA (continuação)

Asana 90 | pág. 143

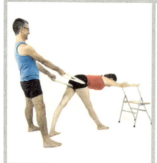

Asana 85 | pág. 138

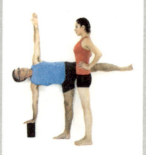

Asana 91 | pág. 144

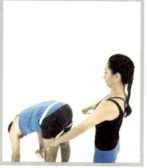

19. DOR NAS COSTAS – LOMBAR

Asana 8 | pág. 61

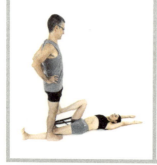

Asana 4 | pág. 57

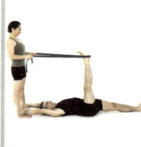

Asana 5 | pág. 58

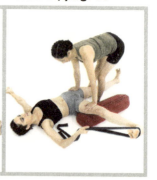

Asana 11 | pág. 64

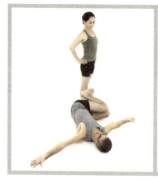

Asana 23 | pág. 76

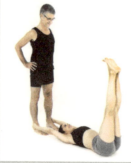

Asana 24 | pág. 77

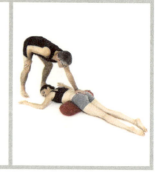

19. DOR NAS COSTAS – LOMBAR (continuação)

Asana 12 | pág. 65

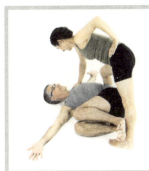

Asana 66 | pág. 119

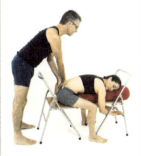

Asana 91 | pág. 144

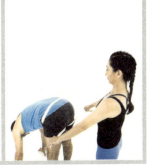

20. DOR NAS COSTAS – TORÁCICA

Asana 11 | pág. 64

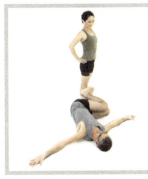

Asana 12 | pág. 65

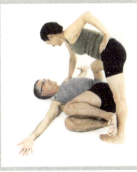

Asana 15 | pág. 68

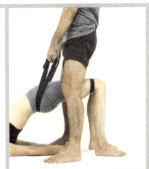

Asana 65 | pág. 118

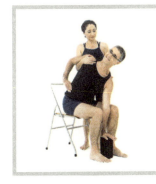

Asana 30 | pág. 83

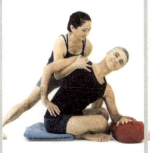

Asana 29 | pág. 82

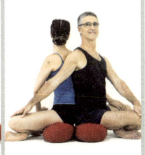

20. DOR NAS COSTAS – TORÁCICA (continuação)

Asana 51 | pág. 104   **Asana 36 | pág. 89**   **Asana 60 | pág. 113**

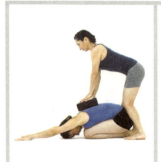 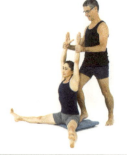 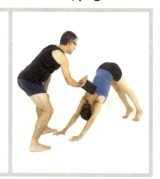

21. DOR NOS OMBROS E PESCOÇO

Asana 18 | pág. 71   **Asana 20 | pág. 73**   **Asana 52 | pág. 105**

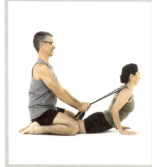 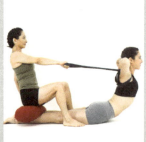 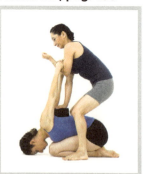

Asana 58 | pág. 111   **Asana 68 | pág. 121**   **Asana 55 | pág. 108**

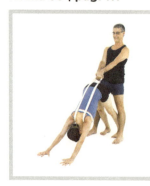 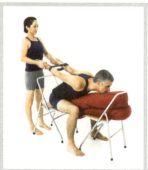 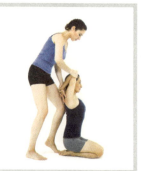

21. DOR NOS OMBROS E PESCOÇO (continuação)

Asana 74 | pág. 127   **Asana 73 | pág. 126**   **Asana 34 | pág. 87**

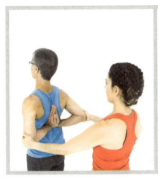 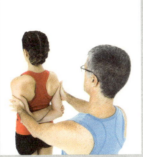 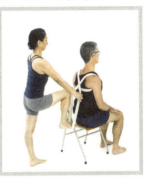

22. ESCOLIOSE

Atenção: nas posturas indicadas neste item que tiverem lateralidade, faça com maior permanência no lado do seu corpo mais tenso ou mais encurtado.

Asana 38 | pág. 91   **Asana 65 | pág. 118**   **Asana 79 | pág. 132**

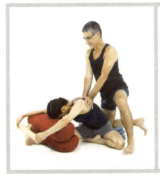 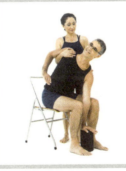 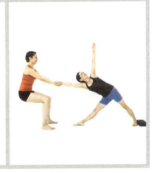

Asana 69 | pág. 122   **Asana 78 | pág. 131**   **Asana 89 | pág. 142**

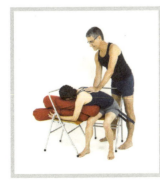 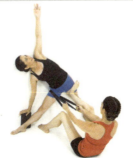 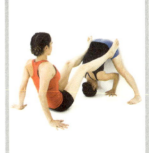

22. ESCOLIOSE (continuação)

Asana 81 | pág. 134   **Asana 14 | pág. 67**   **Asana 56 | pág. 109**

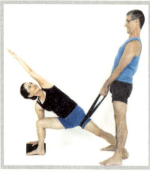 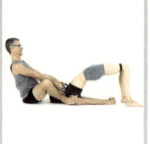 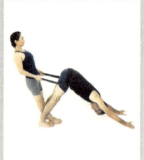

23. ESTIMULANTES PARA DESÂNIMO

Asana 16 | pág. 69   **Asana 19 | pág. 72**   **Asana 96 | pág. 149**

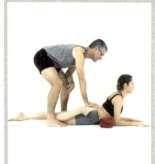 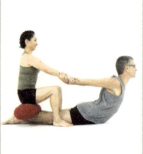 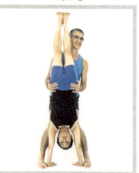

Asana 22 | pág. 75   **Asana 21 | pág. 74**   **Asana 95 | pág. 148**

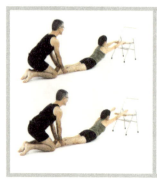 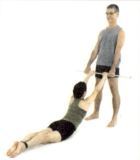 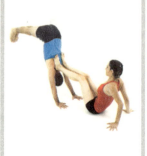

23. ESTIMULANTES PARA DESÂNIMO (continuação)

Asana 63 | pág. 116 **Asana 14 | pág. 67** **Asana 49 | pág. 102**

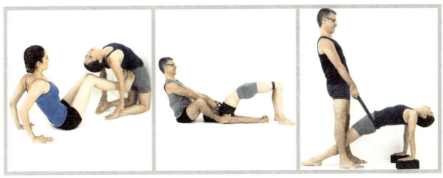

Asana 82 | pág. 135 **Asana 83 | pág. 136** **Asana 84 | pág. 137**

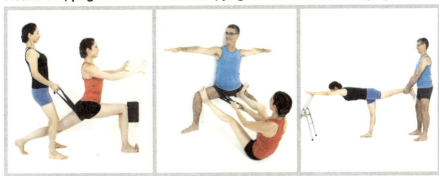

24. ESTRESSE

Asana 19 | pág. 72 **Asana 18 | pág. 71** **Asana 20 | pág. 73**

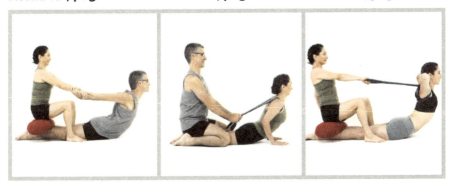

24. ESTRESSE (continuação)

Asana 57 | pág. 110 **Asana 58 | pág. 111** **Asana 38 | pág. 91**

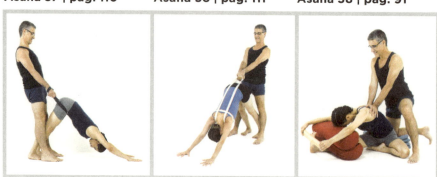

Asana 42 | pág. 95 **Asana 30 | pág. 83** **Asana 50 | pág. 103**

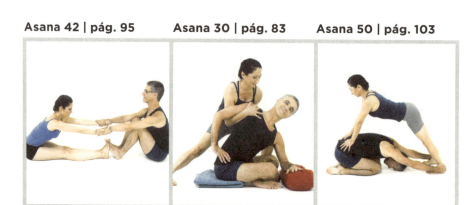

Asana 93 | pág. 146 **Asana 56 | pág. 109** **Asana 86 | pág. 139**

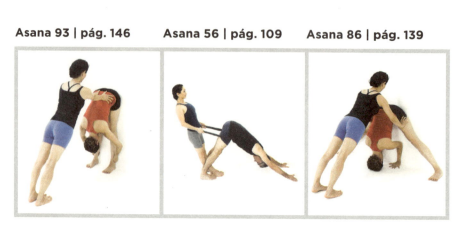

24. ESTRESSE (continuação)

Asana 63 | pág. 116

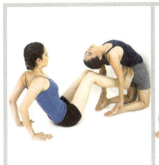

Asana 97 | pág. 150

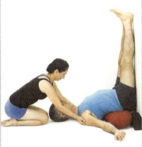

Asana 98 | pág. 151

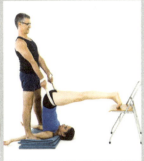

25. EXTREMIDADES FRIAS

Asana 57 | pág. 110

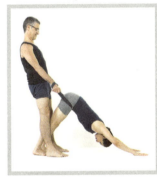

Asana 72 | pág. 125

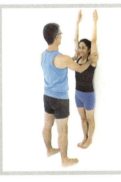

Asana 80 | pág. 133

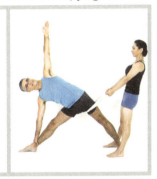

Asana 81 | pág. 134

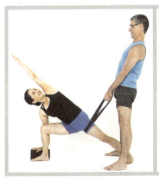

Asana 83 | pág. 136

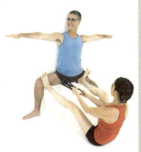

Asana 84 | pág. 137

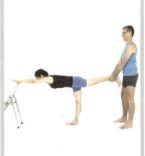

25. EXTREMIDADES FRIAS (continuação)

Asana 95 | pág. 148　　**Asana 56 | pág. 109**　　**Asana 96 | pág. 149**

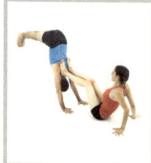 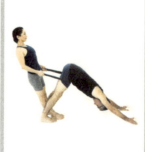 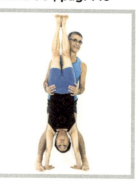

26. FALTA DE MEMÓRIA

Asana 93 | pág. 146　　**Asana 57 | pág. 110**　　**Asana 97 | pág. 150**

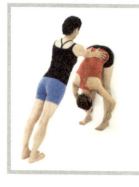 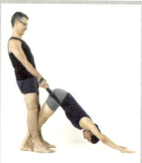 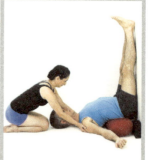

Asana 98 | pág. 151　　**Asana 85 | pág. 138**　　**Asana 77 | pág. 130**

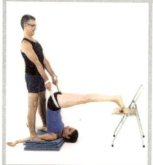 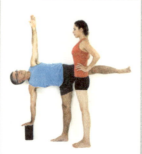 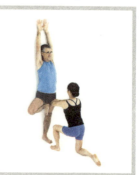

26. FALTA DE MEMÓRIA (continuação)

Asana 96 | pág. 149

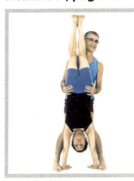

Asana 75 | pág. 128

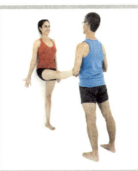

Asana 76 | pág. 129

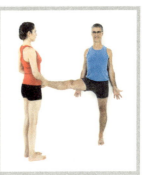

27. FORTALECIMENTO DOS MEMBROS INFERIORES

Asana 75 | pág. 128

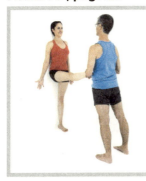

Asana 76 | pág. 129

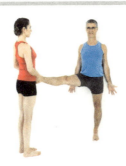

Asana 14 | pág. 67

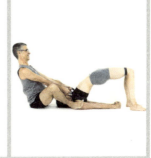

Asana 80 | pág. 133

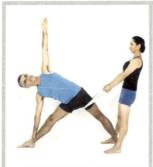

Asana 81 | pág. 134

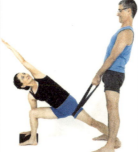

Asana 23 | pág. 76

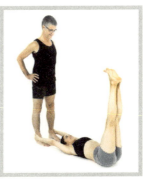

27. FORTALECIMENTO DOS MEMBROS INFERIORES
(continuação)

Asana 82 | pág. 135   **Asana 83 | pág. 136**   **Asana 84 | pág. 137**

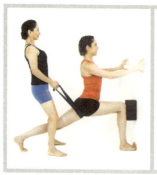 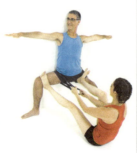 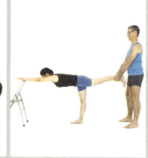

28. FORTALECIMENTO DOS MEMBROS SUPERIORES

Asana 57 | pág. 110   **Asana 49 | pág. 102**   **Asana 18 | pág. 71**

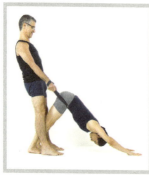 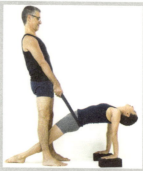 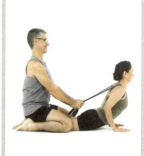

Asana 52 | pág. 105   **Asana 60 | pág. 113**   **Asana 74 | pág. 127**

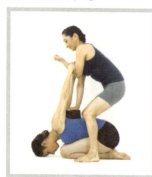 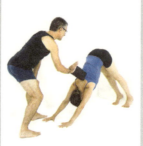 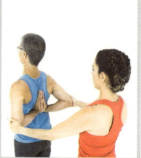

28. FORTALECIMENTO DOS MEMBROS SUPERIORES
(continuação)

Asana 95 | pág. 148

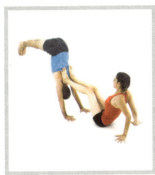

Asana 96 | pág. 149

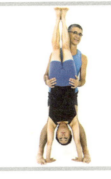

Asana 70 | pág. 123

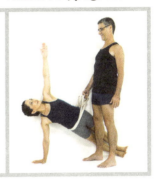

29. IMPOTÊNCIA MASCULINA

Asana 5 | pág. 58

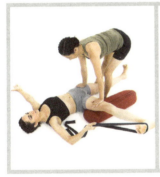

Asana 37 | pág. 90

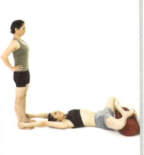

Asana 35 | pág. 88

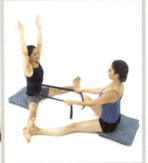

Asana 32 | pág. 85

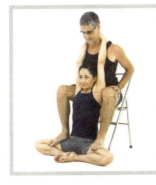

Asana 31 | pág. 84

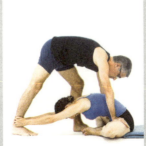

Asana 15 | pág. 68

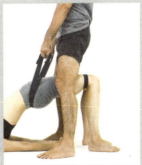

29. IMPOTÊNCIA MASCULINA (continuação)

Asana 22 | pág. 75

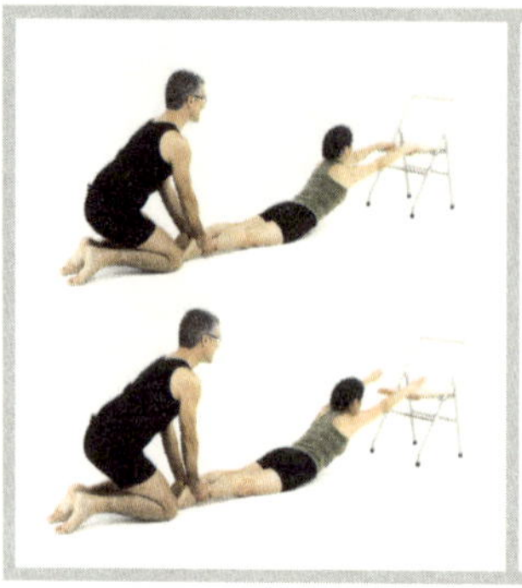

Asana 80 | pág. 133

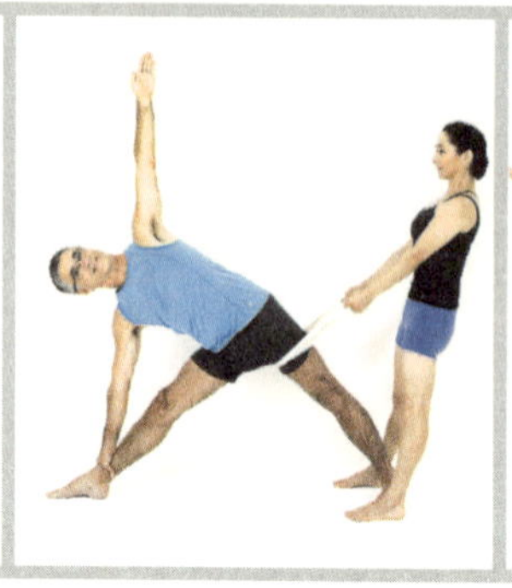

Asana 81 | pág. 134

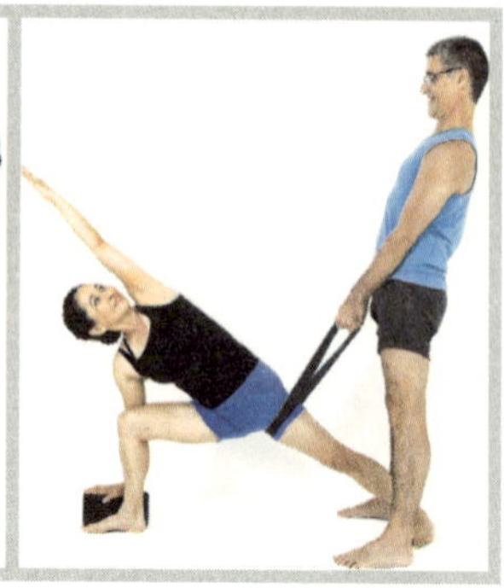

Asana 85 | pág. 138

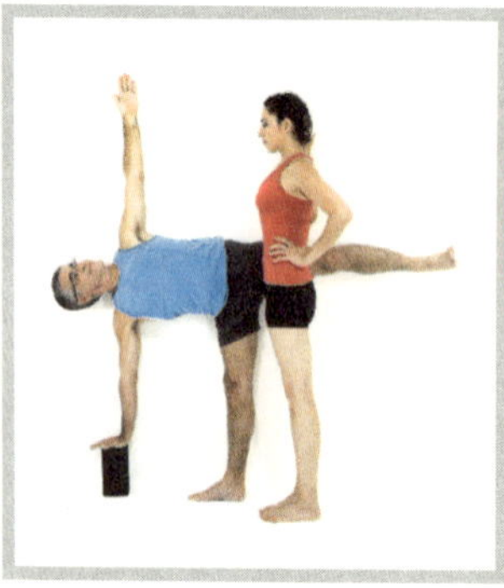

Asana 92 | pág. 145

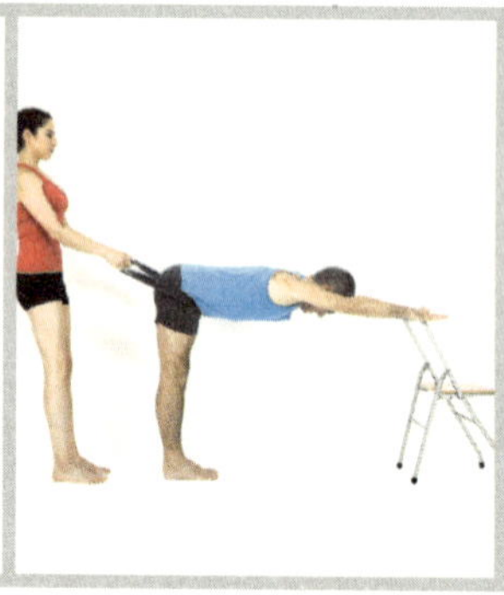

Asana 97 | pág. 150

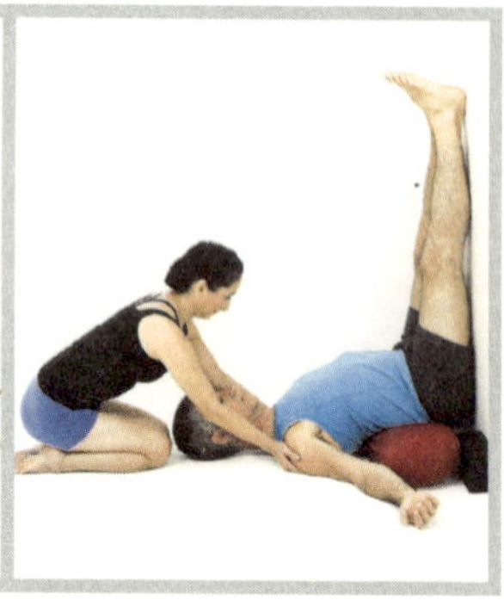

Asana 98 | pág. 151

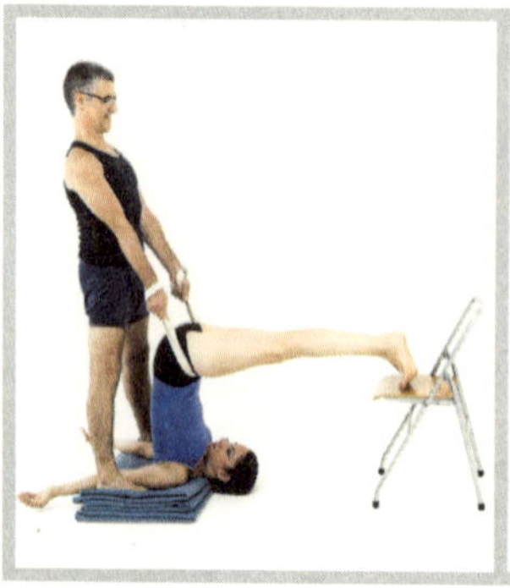

Asana 49 | pág. 102

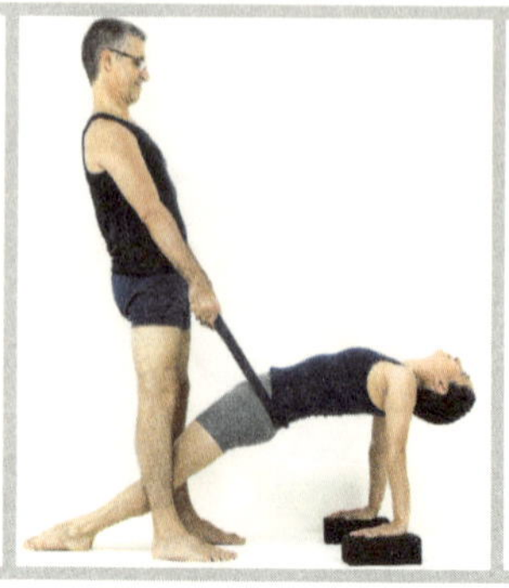

Asana 57 | pág. 110

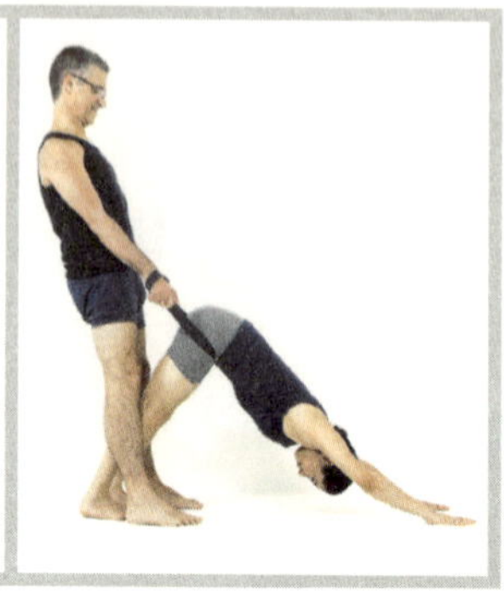

30. IMUNIDADE

Asana 57 | pág. 110 **Asana 95 | pág. 148** **Asana 96 | pág. 149**

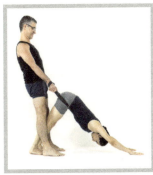 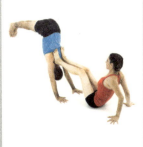 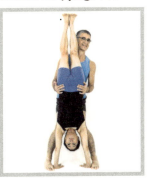

Asana 61 | pág. 114 **Asana 97 | pág. 150** **Asana 98 | pág. 151**

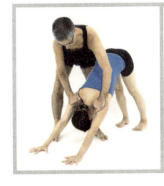 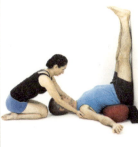 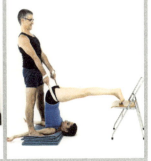

31. INCHAÇO NAS PERNAS

Asana 4 | pág. 57 **Asana 23 | pág. 76** **Asana 47 | pág. 100**

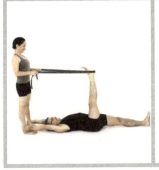 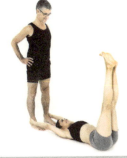 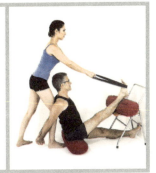

31. INCHAÇO NAS PERNAS (continuação)

Asana 48 | pág. 101   **Asana 46 | pág. 99**   **Asana 45 | pág. 98**

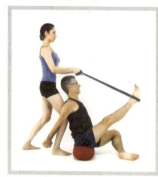 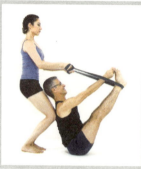 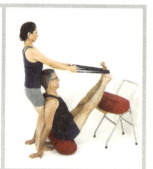

Asana 97 | pág. 150   **Asana 98 | pág. 151**   **Asana 35 | pág. 88**

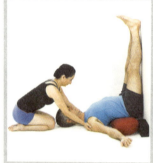 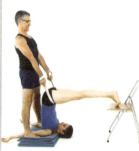 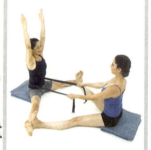

32. INCONTINÊNCIA URINÁRIA

Asana 4 | pág. 57   **Asana 5 | pág. 58**   **Asana 38 | pág. 91**

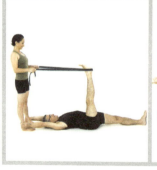 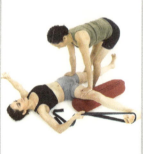 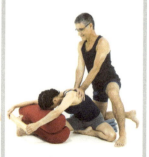

32. INCONTINÊNCIA URINÁRIA (continuação)

Asana 41 | pág. 94   Asana 42 | pág. 95   Asana 35 | pág. 88

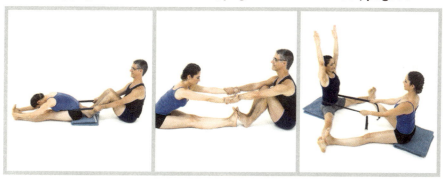

Asana 87 | pág. 140   Asana 97 | pág. 150   Asana 23 | pág. 76

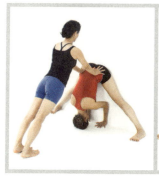 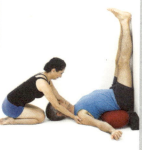 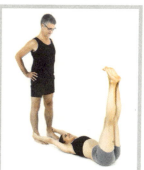

33. INFERTILIDADE FEMININA

Asana 4 | pág. 57   Asana 5 | pág. 58   Asana 37 | pág. 90

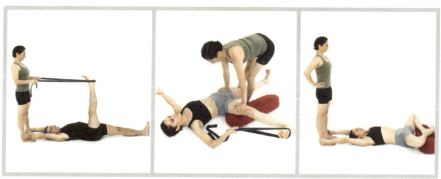

33. INFERTILIDADE FEMININA (continuação)

Asana 38 | pág. 91

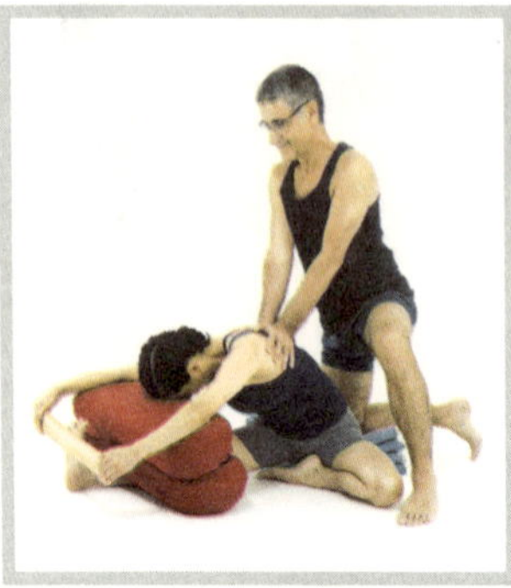

Asana 35 | pág. 88

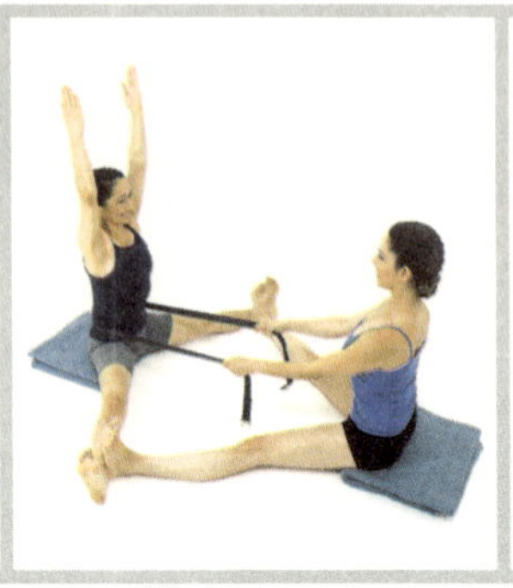

Asana 32 | pág. 85

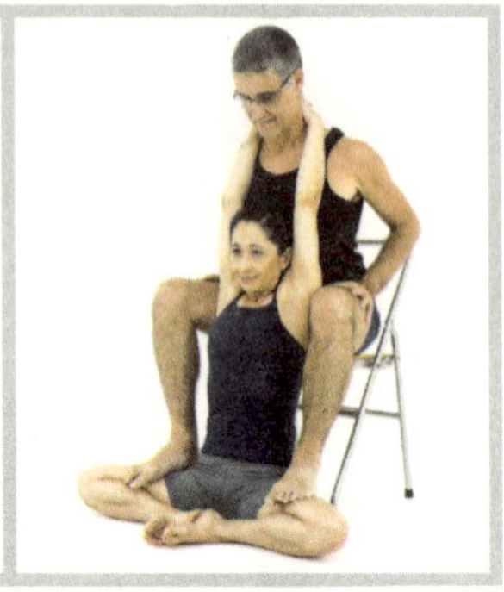

Asana 31 | pág. 84

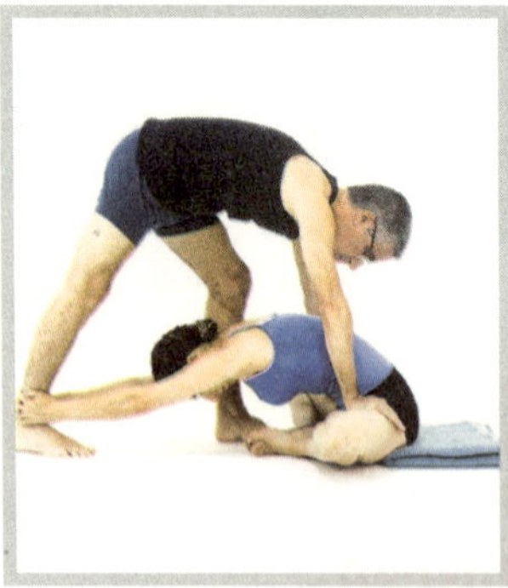

Asana 15 | pág. 68

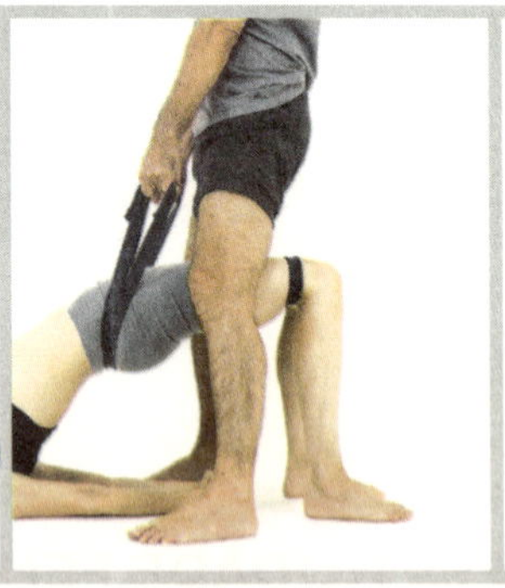

Asana 80 | pág. 133

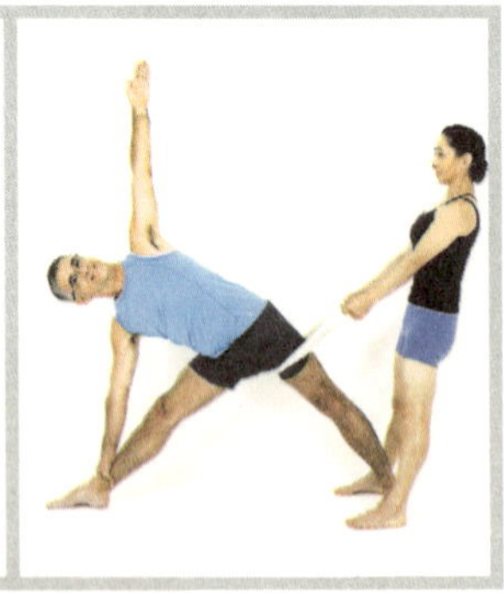

Asana 81 | pág. 134

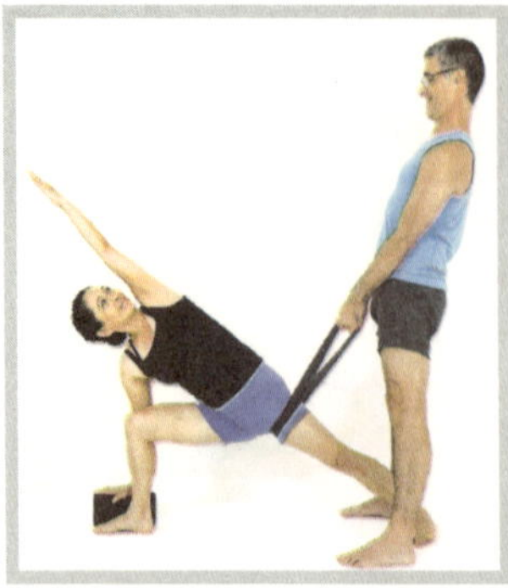

Asana 85 | pág. 138

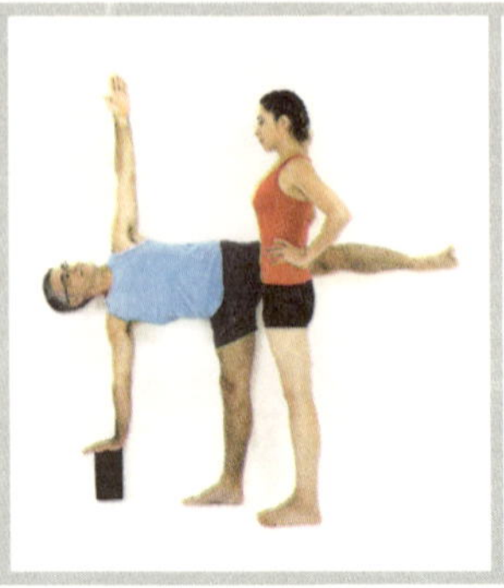

Asana 92 | pág. 145

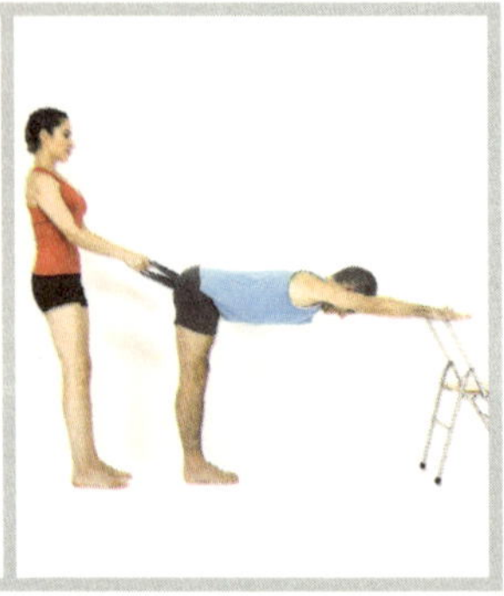

33. INFERTILIDADE FEMININA (continuação)

Asana 97 | pág. 150

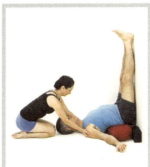

Asana 98 | pág. 151

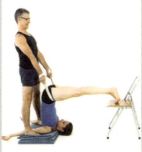

Asana 88 | pág. 141

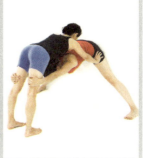

34. INSÔNIA

Asana 97 | pág. 150

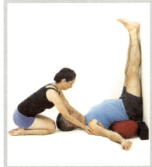

Asana 98 | pág. 151

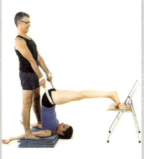

Asana 58 | pág. 111

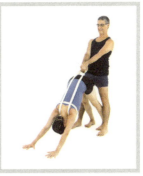

Asana 26 | pág. 79

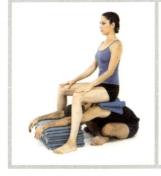

Asana 28 | pág. 81

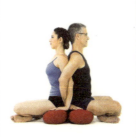

Asana 66 | pág. 119

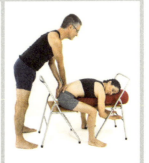

35. INTESTINO CONSTIPADO

Asana 80 | pág. 133

Asana 83 | pág. 136

Asana 82 | pág. 135

Asana 81 | pág. 134

Asana 85 | pág. 138

Asana 86 | pág. 139

Asana 92 | pág. 145

Asana 97 | pág. 150

Asana 98 | pág. 151

36. IRRITABILIDADE

Asana 37 | pág. 90

Asana 38 | pág. 91

Asana 35 | pág. 88

Asana 41 | pág. 94

Asana 57 | pág. 110

Asana 2 | pág. 55

Asana 97 | pág. 150

Asana 98 | pág. 151

Asana 29 | pág. 82

36. IRRITABILIDADE (continuação)

Asana 30 | pág. 83   **Asana 65 | pág. 118**   **Asana 66 | pág. 119**

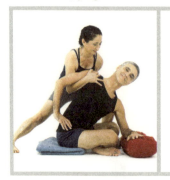 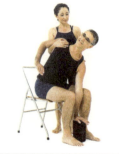 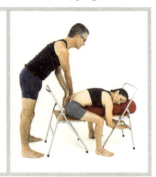

37. JET LAG

Asana 4 | pág. 57   **Asana 8 | pág. 61**   **Asana 5 | pág. 58**

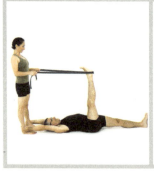 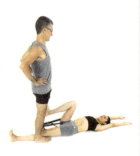 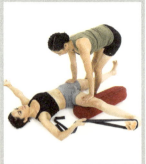

Asana 7 | pág. 60   **Asana 12 | pág. 65**   **Asana 56 | pág. 109**

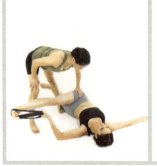 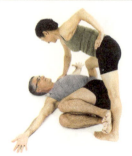 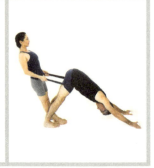

37. JET LAG (continuação)

Asana 37 | pág. 90 **Asana 97 | pág. 150** **Asana 98 | pág. 151**

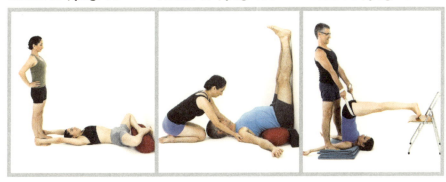

Asana 71 | pág. 124 **Asana 73 | pág. 126** **Asana 75 | pág. 128**

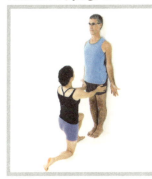 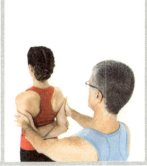 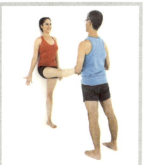

38. JOELHO - DOR E RIGIDEZ

Asana 5 | pág. 58 **Asana 32 | pág. 85** **Asana 35 | pág. 88**

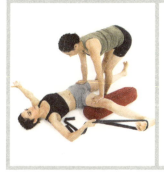 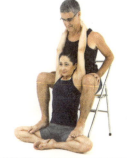 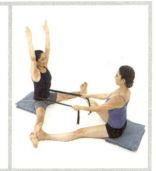

38. JOELHO - DOR E RIGIDEZ (continuação)

Asana 86 | pág. 139   **Asana 62 | pág. 115**   **Asana 36 | pág. 89**

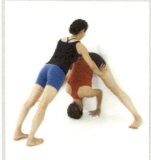 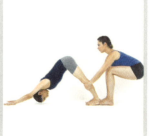 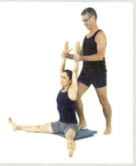

39. LORDOSE LOMBAR

Asana 8 | pág. 61   **Asana 4 | pág. 57**   **Asana 23 | pág. 76**

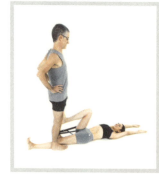 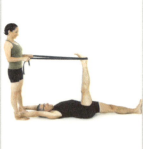 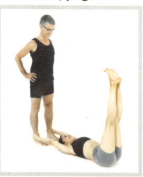

Asana 44 | pág. 97   **Asana 43 | pág. 96**   **Asana 53 | pág. 106**

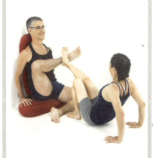 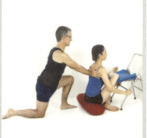 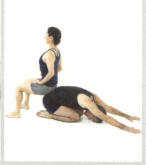

39. LORDOSE LOMBAR (continuação)

Asana 10 | pág. 63   **Asana 23 | pág. 76**   **Asana 57 | pág. 110**

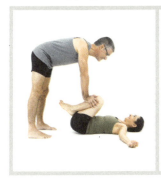 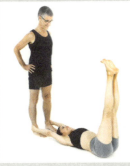 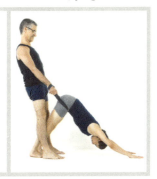

40. MENOPAUSA/CLIMATÉRIO

Asana 5 | pág. 58   **Asana 37 | pág. 90**   **Asana 33 | pág. 86**

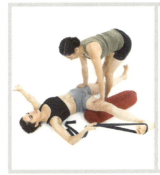 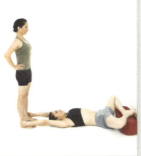 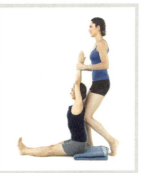

Asana 35 | pág. 88   **Asana 32 | pág. 85**   **Asana 57 | pág. 110**

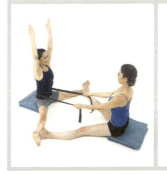 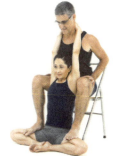 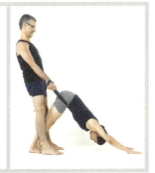

40. MENOPAUSA/CLIMATÉRIO (continuação)

Asana 41 | pág. 94

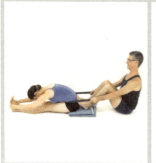

Asana 36 | pág. 89

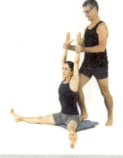

Asana 4 | pág. 57

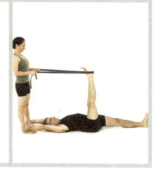

Asana 38 | pág. 91

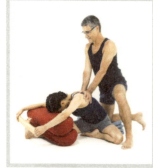

Asana 98 | pág. 151

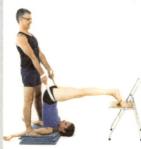

Asana 97 | pág. 150

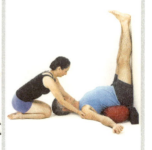

41. MENSTRUAÇÃO

Asana 5 | pág. 58

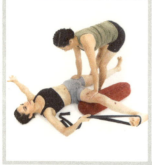

Asana 37 | pág. 90

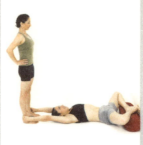

Asana 32 | pág. 85

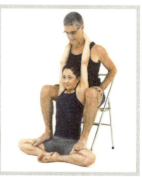

41. MENSTRUAÇÃO (continuação)

Asana 35 | pág. 88   Asana 57 | pág. 110   Asana 88 | pág. 141

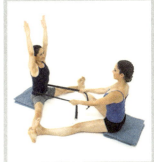 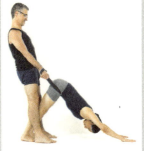 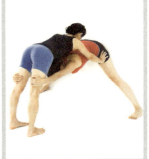

Asana 85 | pág. 138   Asana 78 | pág. 131   Asana 66 | pág. 119

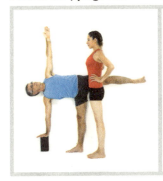 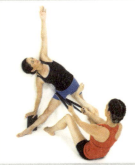 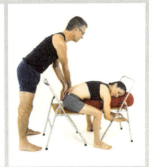

42. OBESIDADE

Asana 41 | pág. 94   Asana 42 | pág. 95   Asana 23 | pág. 76

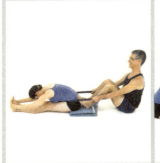 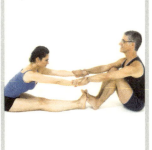 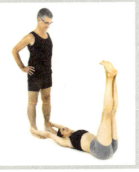

203

42. OBESIDADE (continuação)

Asana 30 | pág. 83

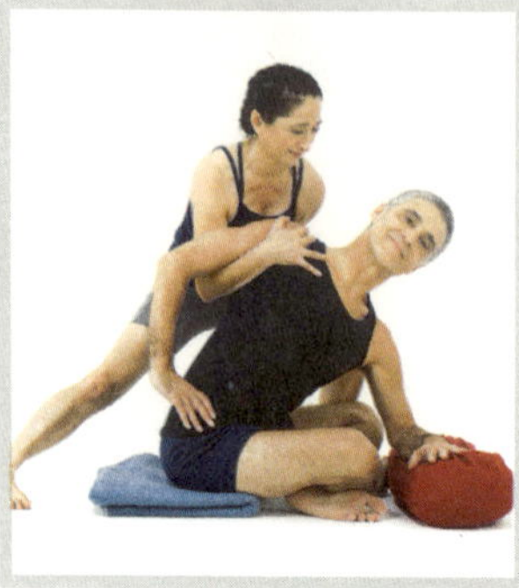

Asana 71 | pág. 124

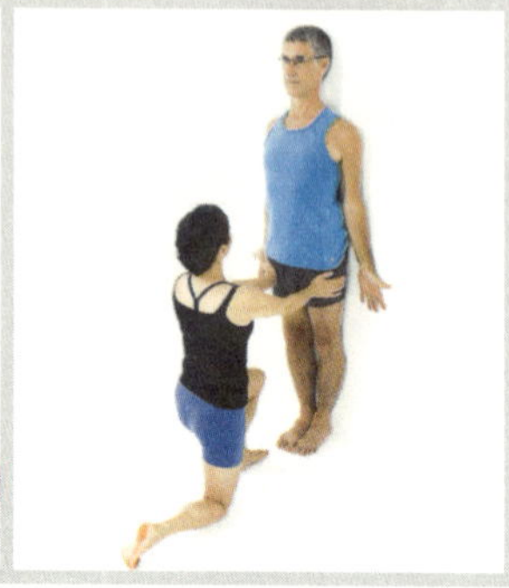

Asana 83 | pág. 136

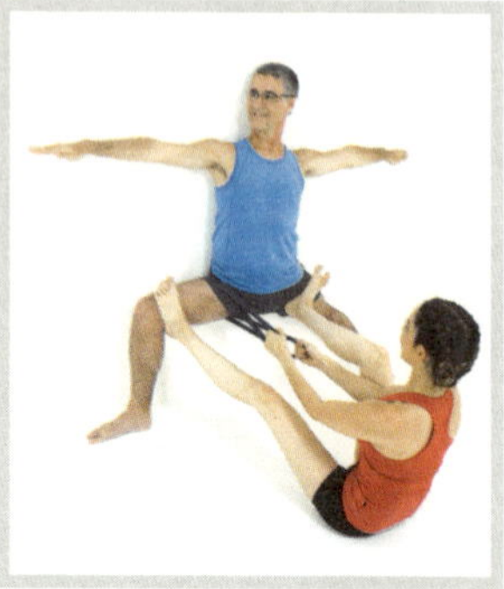

Asana 84 | pág. 137

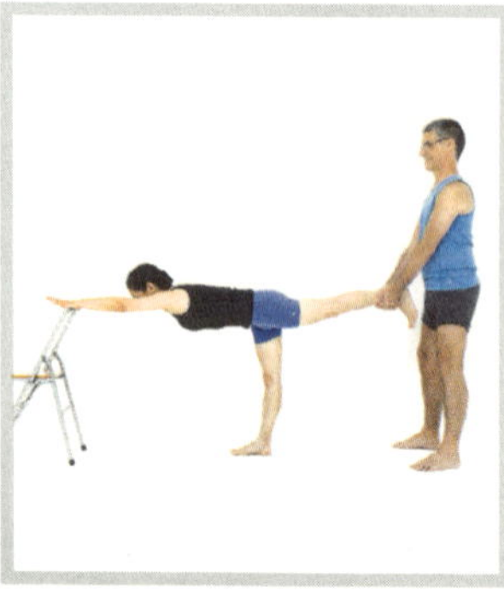

Asana 80 | pág. 133

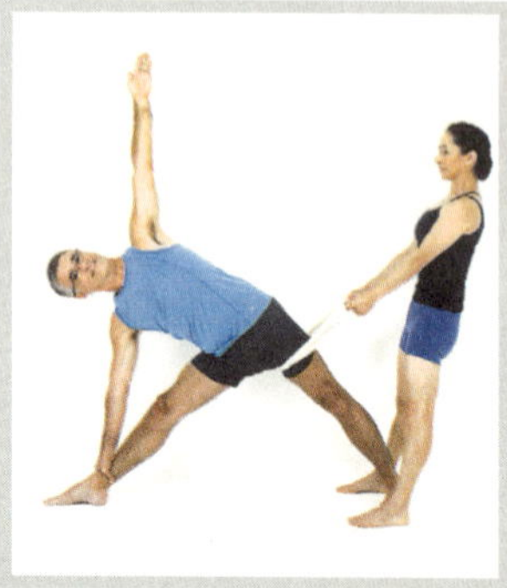

Asana 81 | pág. 134

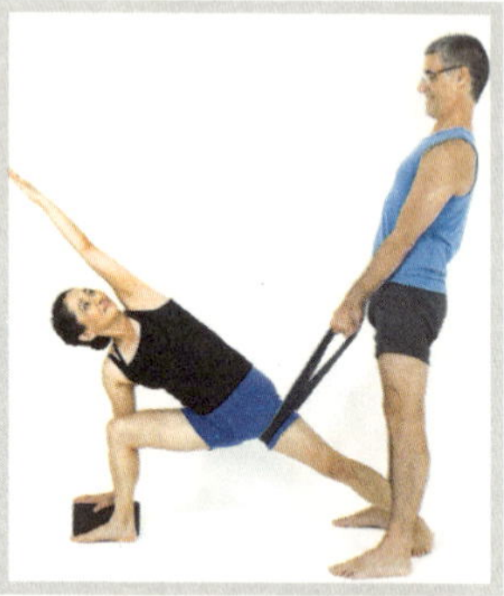

Asana 85 | pág. 138

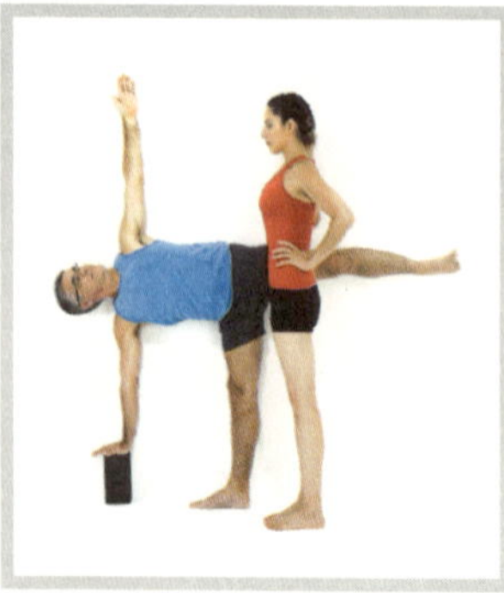

Asana 87 | pág. 140

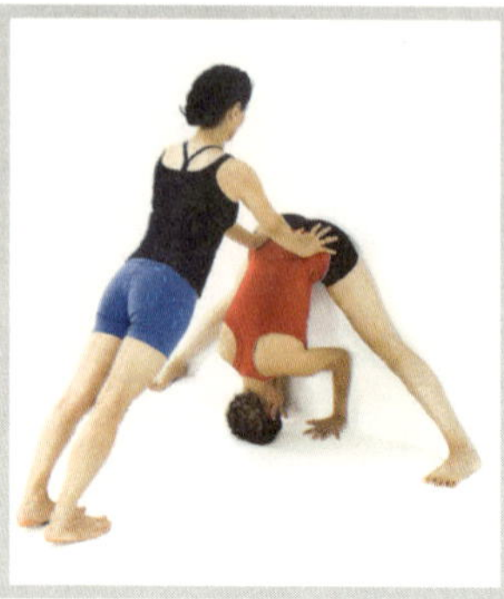

Asana 57 | pág. 110

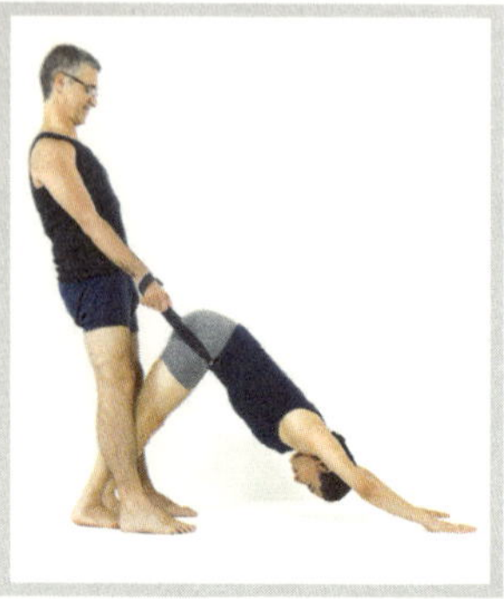

42. OBESIDADE (continuação)

Asana 97 | pág. 150   **Asana 92 | pág. 145**   **Asana 15 | pág. 68**

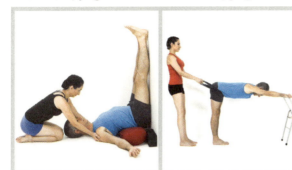

43. PESCOÇO DE TEXTO

Asana 1 | pág. 54   **Asana 2 | pág. 55**   **Asana 60 | pág. 113**

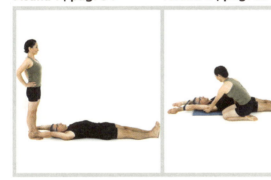 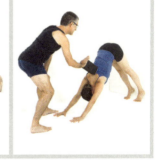

Asana 55 | pág. 108   **Asana 58 | pág. 111**   **Asana 68 | pág. 121**

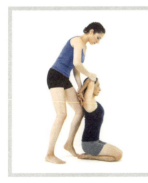 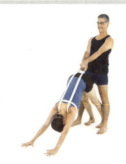 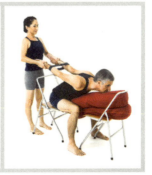

43. PESCOÇO DE TEXTO (continuação)

Asana 34 | pág. 87

Asana 73 | pág. 126

Asana 74 | pág. 127

Asana 49 | pág. 102

Asana 52 | pág. 105

Asana 27 | pág. 80

Asana 64 | pág. 117

Asana 20 | pág. 73

Asana 72 | pág. 125

44. PRESSÃO ALTA

Asana 38 | pág. 91

Asana 42 | pág. 95

Asana 41 | pág. 94

Asana 4 | pág. 57

Asana 28 | pág. 81

Asana 93 | pág. 146

Asana 57 | pág. 110

Asana 86 | pág. 139

Asana 97 | pág. 150

45. PRESSÃO BAIXA

Asana 41 | pág. 94

Asana 57 | pág. 110

Asana 86 | pág. 139

Asana 50 | pág. 103

Asana 93 | pág. 146

Asana 97 | pág. 150

Asana 98 | pág. 151

Asana 38 | pág. 91

Asana 96 | pág. 149

45. PRESSÃO BAIXA (continuação)

Asana 95 | pág. 148　　**Asana 26 | pág. 79**　　**Asana 61 | pág. 114**

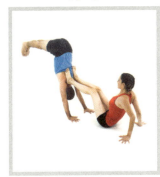
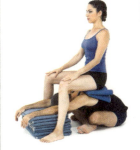
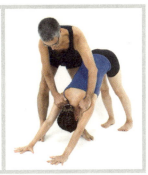

46. RESFRIADO

Asana 50 | pág. 103　　**Asana 86 | pág. 139**　　**Asana 57 | pág. 110**

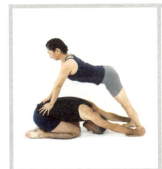
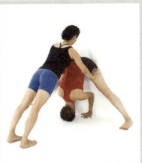
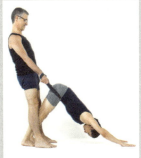

Asana 38 | pág. 91　　**Asana 30 | pág. 83**　　**Asana 97 | pág. 150**

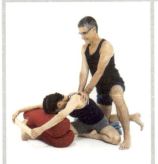
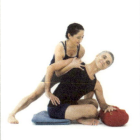
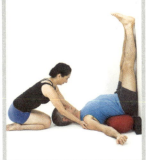

47. SINUSITE

Asana 38	pág. 91	Asana 41	pág. 94	Asana 92	pág. 145
Asana 57	pág. 110	Asana 86	pág. 139	Asana 49	pág. 102
Asana 93	pág. 146	Asana 97	pág. 150	Asana 98	pág. 151

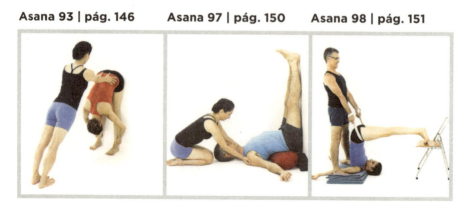

48. TENDINITE – BRAÇOS E MÃOS

Asana 18 | pág. 71

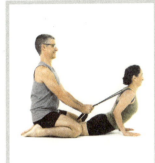

Asana 20 | pág. 73

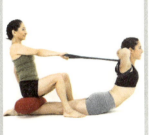

Asana 58 | pág. 111

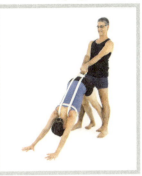

Asana 73 | pág. 126

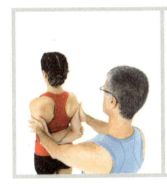

Asana 74 | pág. 127

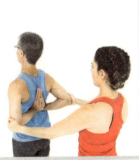

Asana 56 | pág. 109

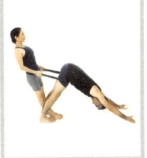

Asana 64 | pág. 117

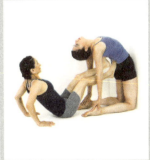

Asana 19 | pág. 72

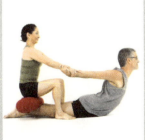

Asana 72 | pág. 125

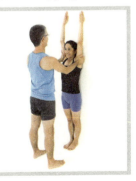

49. TPM

Asana 5 | pág. 58	Asana 37 | pág. 90	Asana 57 | pág. 110
Asana 35 | pág. 88	Asana 38 | pág. 91	Asana 41 | pág. 94
Asana 32 | pág. 85	Asana 30 | pág. 83	Asana 86 | pág. 139

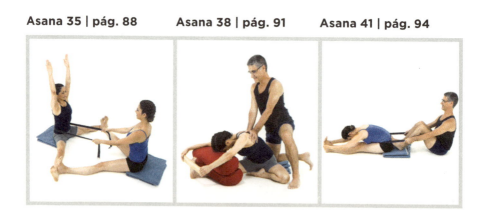
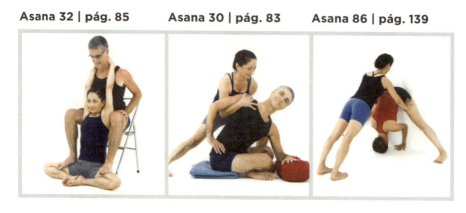

49. TPM (continuação)

Asana 38 | pág. 91

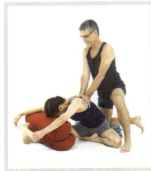

Asana 42 | pág. 95

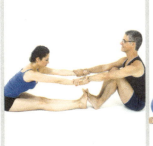

Asana 97 | pág. 150

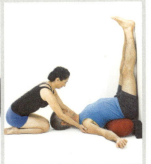

Asana 85 | pág. 138

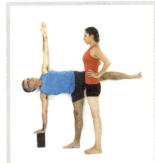

Asana 98 | pág. 151

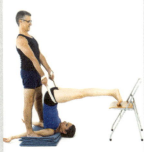

Asana 18 | pág. 71

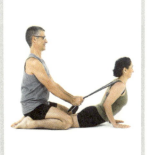

50. VARIZES

Asana 4 | pág. 57

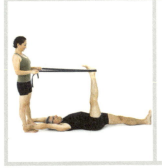

Asana 23 | pág. 76

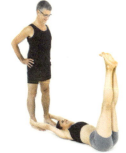

Asana 47 | pág. 100

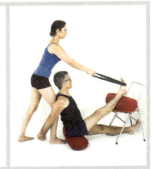

50. VARIZES (continuação)

Asana 48 | pág. 101 Asana 46 | pág. 99 Asana 45 | pág. 98

Asana 97 | pág. 150 Asana 98 | pág. 151 Asana 35 | pág. 88

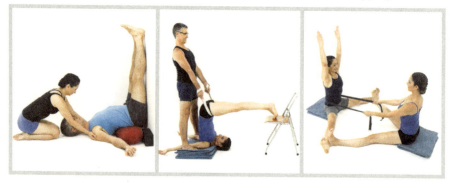

EPÍLOGO

Yoga em duplas como meditação

Ao longo deste livro ressaltei a importância da prática regular e dos cuidados prévios. Enfatizei a possibilidade de escolha dos diversos caminhos com opções do que fazer e como fazer.

Sublinhei várias vezes o ingrediente básico do alimento precioso que é a observação. Ela é o calmante instantâneo da mente que traz em segundos toda a energia focada e direcionada, como um raio laser, para esse corpo que vive no aqui e agora. A observação vai se tornando mais pura e direta e isso revela cada vez mais o poder que ela tem na saúde do corpo e da mente.

Com tudo que foi exposto aqui, você tem nas mãos, na mente e no coração o equipamento necessário para mergulhar fundo no oceano do yoga e extrair seus benefícios.

O poeta Kabir dizia que "A pérola está na ostra. E a ostra está no fundo do mar. Para alcançá-la, mergulhe profundo".

As três faces: praticar regularmente, observar e aprofundar-se são dimensões que você explorará e desfrutará no yoga em duplas, além do fato de que cada uma delas já é em si uma pérola, um benefício.

Cada uma dessas dimensões já tem dentro de si a semente e o estado da meditação. Como os rios, que sem saber como e por que chegam ao mar, elas nos levam ao mar da meditação.

Ao praticar em duplas, você estará experimentando a meditação e é preciso que eu ajude você a reconhecer isso, que é de extrema importância para a sua vida. Meditação é o poder da presença, de honrar com a atenção e com o poder de observação onde estou e com quem estou.

O yoga em dupla é uma porta aberta que se abre dentro da prática para uma afinidade silenciosa entre duas pessoas.

É uma relação através do outro, com você mesmo. Há nela uma afinidade silenciosa de toques e observação que é uma nobre e elevada forma de se relacionar.

Independentemente do outro estar em um momento agitado, disperso ou desconectado da força desse encontro pelo yoga, você vai se relacionar com o oceano de presença que está sempre em você, no aqui e no agora.

Praticar em dupla não significa transformar o outro, mas cuidar do outro.

No querer transformar alguém você avança ao futuro e na incerteza, no cuidar de alguém você fica na grandeza do presente e da relação.

No final das aulas, sentados, costumo reservar aos alunos alguns minutos em silêncio.

Nesse momento, peço que cada um identifique, reconheça e dê um nome a alguma sensação ou sentimento de bem-estar, paz, autoconfiança, amor ou de estabilidade que possa sentir.

Ao reconhecer, recomendo que aproprie-se dele e valide-o como resultado do seu valioso esforço e entrega. Traga-o para o seu coração e agradeça!

Nada melhor agora do que sentar com seu parceiro no yoga e meditar conforme a foto indica.

É a glória do estado interior da meditação a dois.

Medite e seja feliz!

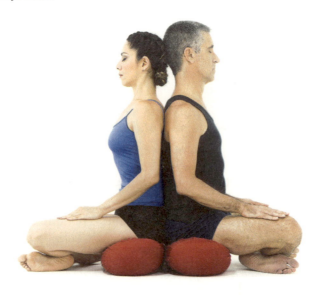

Índice remissivo dos asanas (posturas)

Asana 1: Supta Urdhva Hastasana 54

Asana 2: Supta Urdhva Hastasana 55

Asana 3: Supta Urdhva Hastasana 56

Asana 4: Supta Padangusthasana I 57

Asana 5: Supta Padangusthasana II 58

Asana 6: Supta Padangusthasana III 59

Asana 7: Supta Padangusthasana III 60

Asana 8: Eka Pada Pavanamuktasana 61

Asana 9: Dwi Pada Pavanamuktasana 62

Asana 10: Dwi Pada Pavanamuktasana 63

Asana 11: Jathara Parivartanasana 64

Asana 12: Jathara Parivartanasana 65

Asana 13: Jathara Parivartanasana 66

Asana 14: Chatuspadasana 67

Asana 15: Chatuspadasana 68

Asana 16: Eka Pada Bhekasana 69

Asana 17: Bhekasana 70

Asana 18: Bhujangasana 71

Asana 19: Salabhasana 72

Asana 20: Makarasana 73

Asana 21: Salabhasana 74

Asana 22: Salabhasana 75

Asana 23: Urdhva Prasarita Padasana 76

Asana 24: Savasana (variação pronada) 77

Asana 25: Swastikasana 78

Asana 26: Adho Mukha Swastikasana 79

Asana 27: Swastikasana 80

Asana 28: Swastikasana 81

Asana 29: Parsva Swastikasana 82

Asana 30: Parivrtta Swastikasana 83

Asana 31: Baddha Konasana 84

Asana 32: Baddha Konasana 85

Asana 33: Dandasana em Urdhva Hastasana 86

Asana 34: Dandasana 87

Asana 35: Upavistha Konasana 88

Asana 36: Upavistha Konasana 89

Asana 37: Supta Baddha Konasana 90

Asana 38: Janu Sirsasana 91

Asana 39: Janu Sirsasana 92

Asana 40: Parivrtta Janu Sirsasana 93

Asana 41: Paschimottanasana 94

Asana 42: Paschimottanasana 95

Asana 43: Eka Pada Rajakapotasana 96

Asana 44: Eka Pada Rajakapotasana 97

Asana 45: Ubhaya Padangushtasana 98

Asana 46: Ubhaya Padangushtasana 99

Asana 47: Krounchasana 100

Asana 48: Krounchasana 101

Asana 49: Purvottanasana 102

Asana 50: Adho Mukha Vajrasana 103

Asana 51: Adho Mukha Vajrasana 104

Asana 52: Adho Mukha Vajrasana 105

Asana 53: Adho Mukha Vajrasana 106

Asana 54: Adho Mukha Vajrasana 107

Asana 55: Gomukhasana 108

Asana 56: Adho Mukha Svanasana 109

Asana 57: Adho Mukha Svanasana 110

Asana 58: Adho Mukha Svanasana 111

Asana 59: Adho Mukha Svanasana 112

Asana 60: Adho Mukha Svanasana 113

Asana 61: Adho Mukha Svanasana 114

Asana 62: Adho Mukha Svanasana 115

Asana 63: Ustrasana 116

Asana 64: Ustrasana 117

Asana 65: Marichyasana 118

Asana 66: Pavana Muktasana 119

Asana 67: Pavana Muktasana 120

Asana 68: Pavana Muktasana 121

Asana 69: Pavana Muktasana com torção 122

Asana 70: Vasisthasana 123

Asana 71: Tadasana 124

Asana 72: Tadasana Urdhva Hastasana 125

Asana 73: Tadasana Paschima Baddha Hastasana 126

Asana 74: Tadasana Paschima Namaskarasana 127

Asana 75: Utthita Padangusthasana I 128

Asana 76: Utthita Padangusthasana II 129

Asana 77: Vrikshasana 130

Asana 78: Utthita Trikonasana 131

Asana 79: Utthita Trikonasana 132

Asana 80: Utthita Trikonasana 133

Asana 81: Utthita Parsvakonasana 134

Asana 82: Virabhadrasana I 135

Asana 83: Virabhadrasana II 136

Asana 84: Virabhadrasana III 137

Asana 85: Ardha Chandrasana 138

Asana 86: Prasarita Padottanasana 139

Asana 87: Prasarita Padottanasana 140

Asana 88: Prasarita Padottanasana 141

Asana 89: Prasarita Padottanasana 142

Asana 90: Utthita Parsvottanasana 143

Asana 91: Ardha Uttanasana 144

Asana 92: Ardha Uttanasana 145

Asana 93: Uttanasana 146

Asana 94: Mochila com cinto 147

Asana 95: Ardha Adho Mukha Vrikshasana 148

Asana 96: Adho Mukha Vrikshasana 149

Asana 97: Viparita Karani 150

Asana 98: Halasana 151

Asana 99: Shavasana 152

Asana 100: Shavasana 153

Índice remissivo de sintomas com indicações de asanas terapêuticos

1. Abertura pélvica - rigidez do quadril 156
2. Acidez - digestão 157
3. Alongamento - músculos anteriores 158
4. Alongamento - músculos posteriores 159
5. Ansiedade 160
6. Asma 161
7. Bronquite 162
8. Cãibras - braços e pernas 163
9. Calmante para agitação 165
10. Cansaço ocular 166
11. Cansaço mental 167
12. Cifose dorsal 169
13. Concentração 170
14. Dependência química 171
15. Depressão 173
16. Digestão 175
17. Dor de cabeça/cefaleia 176
18. Dor ciática 177
19. Dor nas costas - lombar 178
20. Dor nas costas - torácica 179
21. Dor nos ombros e pescoço 180
22. Escoliose 181
23. Estimulantes para desânimo 182
24. Estresse 183
25. Extremidades frias 185
26. Falta de memória 186
27. Fortalecimento dos membros inferiores 187
28. Fortalecimento dos membros superiores 188
29. Impotência masculina 189
30. Imunidade 191
31. Inchaço nas pernas 191
32. Incontinência urinária 192
33. Infertilidade feminina 193
34. Insônia 195

35. Intestino constipado 196

36. Irritabilidade 197

37. Jet Lag 198

38. Joelho - dor e rigidez 199

39. Lordose lombar 200

40. Menopausa/Climatério 201

41. Menstruação 202

42. Obesidade 203

43. Pescoço de texto 205

44. Pressão alta 207

45. Pressão baixa 208

46. Resfriado 209

47. Sinusite 210

48. Tendinite – braços e mãos 211

49. TPM 212

50. Varizes 213

Referências bibliográficas

LIVROS EM LÍNGUA PORTUGUESA

ALVES, RUBEM . *Concerto para o corpo e alma.* Campinas: Papirus Editora.

_____ . *Variações sobre o prazer.* São Paulo: Editora Planeta do Brasil.

GUNTHER, BERNARD. *Sensibilidade e Relaxamento.* São Paulo: Editora Brasiliense.

KEATING, KATHLEEN. *A Terapia do abraço.* São Paulo: Editora Pensamento.

OSHO. *Tao.* São Paulo: Editora Cultrix.

SPARROWE, LINDA; WALDEN, PATRICIA. *Yoga para a saúde do ciclo menstrual.* São Paulo: Editora Pensamento.

LIVROS EM LÍNGUA ESTRANGEIRA

FRANCINA SUZA. *The new yoga for people over fifties.* Florida: Health Comunications, Inc.

IYENGAR, PRASHANT. *Organology and Sensology in Yogashastra.* Pune: Ramamani Iyengar Memorial Institute.

IYENGAR, B.K.S. *Yoga - The path to holistic health.* New York: D.K. Publishing.

SILVA, MIRA; MEHTA, SHYAM. *The Iyengar Way.* Knopf Publishing Group.

Visite nosso site e conheça estes e outros lançamentos
www.matrixeditora.com.br

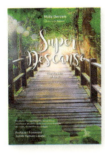

Superdescanso | Miila Derzett

O livro apresenta, de forma interdisciplinar, maneiras integrativas de olhar o homem e compreendê-lo como um ser biopsicossocial e como os diversos meios em que está inserido se inter-relacionam e o influenciam. Traz novos assuntos relacionados ao tema para compreender sua importância, como sua etimologia e a história entre algumas religiões e povos, e propõe novas âncoras para acionar a resposta do relaxamento.

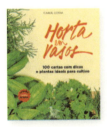

Horta em vasos | Carol Costa

Comer o que você mesmo plantou, em qualquer vaso da sua casa ou apartamento. Essa é a ideia deste livro em forma de caixinha. Não confia nos seus dotes de jardineiro? Não se preocupe: aqui as próprias plantas contam seus segredos de cultivo. São 100 cartas com dicas e as plantas mais indicadas para você semear e colher. Bora plantar? Grátis dentro da caixinha: um envelope com sementes de cenoura.

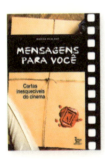

Mensagens para você | Mariza Gualano

Uma compilação de mais de 300 cartas divertidas, pungentes, apaixonadas, intrigantes, chocantes ou surpreendentes, contidas em filmes dos mais variados gêneros. Estão neste livro famosas películas epistolares, como *Nunca te vi, sempre te amei*, *Cartas de Iwo Jima*, *Carta de uma desconhecida*, *Mary e Max – uma amizade diferente*, *Amigas para sempre* e outras. Não faltam nesta antologia trabalhos de diretores célebres, como Steven Spielberg, Jean-Luc Godard, Ernst Lubitsch, Spike Jonze, Walter Salles, David Lean, Manoel de Oliveira, Karim Aïnouz, Quentin Tarantino, François Truffaut.

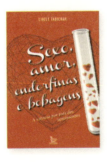

Sexo, amor, endorfinas e bobagens | Cibele Fabichak

Escrito por uma médica e pesquisadora, *Sexo, amor, endorfinas e bobagens* mostra o que acontece em nosso corpo com as reações químicas cerebrais desencadeadas pela paixão e o amor. Mostra também como as endorfinas geradas nessa ocasião levam a bobagens, como casamentos precipitados, por exemplo. Entender isso pode ajudar você a evitar escolhas erradas, gerando reflexão sobre a possibilidade do seu sentimento dar certo e se transformar em amor.